不靠奇蹟

癌細胞

也能消失

外科醫師用13年實證的
5大抗癌生活習慣

船戶診所院長
重生洞戶代表 船戶崇史／著

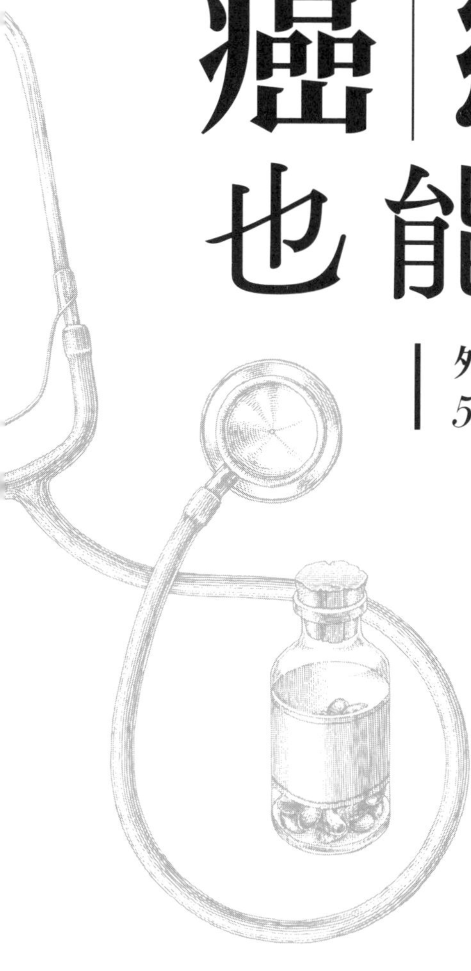

前言

此刻正在翻閱這本書的你，或許是因為自己，或是對你來說極為重要的人，被醫師宣告罹患癌症。儘管依照指示接受了治療，病情卻未見起色，甚至被告知「已無其他治療方法」、「只能選擇緩和療護」。

即使如此，你心中仍不放棄希望，想要知道——無論是什麼方法都好，只要還有可能，就想嘗試看看……。

這本書，正是為了安撫這份焦躁與不安，讓你稍稍放鬆心情而寫。

我不是研究學者，但身為臨床醫師，從醫三十五年，幾乎可說是與癌症同行。自取得醫師執照以來，我一直在外科領域工作，主治對象為大腸癌等消化系統腫瘤，以及肺癌、乳癌等惡性腫瘤患者，主要以手術方式進行治療。

當時的我深信：「只要徹底切除腫瘤，就能治癒癌症」，這樣的醫學常識是理所當然。我認為提高手術技術就是最重要的任務，於是不斷精進，不斷磨練。

不過現實卻讓我深感無力。我的手術刀，終究無法真正治癒患者。雖有部分病患康復，但我明白，那並不是我醫好的。準確來說，我只是參與了他們的康復過程，真正使他們康復的，是他們自己。

隨著在外科工作的時間越久，這樣的想法也愈發明確、深植我心。

癌症可以被切除，但引發癌症的「原因」，卻不是手術刀能處理的。如果無法消除成因，那就不算真正的「治癒」。

於是，在我成為外科醫師第十一年，我決定放下手術刀。

不再執刀的外科醫師，還能稱得上是外科醫師嗎？

當時我思考著：許多癌末病人，在生命最後的階段，都希望能回到家中，度過人生最後的時光。於是我決定成為一位居家安寧照護醫師，在熟悉的土地上開業，當時我年僅三十五歲。

儘管初期歷經波折，不過隨著時代變遷，接受居家安寧療護的患者也越來越多。自開業以來已二十六年，協助過的居家善終患者超過上千人（此後我不再統計人數）。

這段歲月的診療經驗，帶給我兩項深刻的體悟：

第一，是「人雖然明知終有一死，卻從未認為會發生在自己身上」。

也許正因如此，許多病患在對抗癌症時，容易陷入「是要活下去，還是走向死亡」的選擇思維。但死亡，是百分之百會發生的事，理應不會出現在選項之中。

當癌症或死亡，以「第一人稱」姿態出現在人生中，當事人才會驚慌失措，因為他一直以為自己不會和「別人」一樣。

我自己也是癌症患者，因此非常明白這樣的心境。

第二個體悟，是「人在願意面對死亡時，會感到安心」。

當患者逐漸接受「自己也會死」的事實時，常會出現一種平靜的氛圍。

「我的父母、同事、朋友，不也都這樣走了嗎？那我也一樣，時間到了，就輪到我了。」

這種感覺，與其說是對死亡感到安心，不如說是「和大家一樣」的歸屬感所帶來的安全感。

這種安全感，讓人心中多了餘裕，使許多患者能在生命最後的旅程中，懷著感恩的心情說：「後面的事就拜託你們了」，並在親人圍繞下安然辭世。

這樣的場景，在醫院中極為罕見，卻常出現在鋪著榻榻米、有佛龕、祖先照片懸於門楣的住家裡。於祖靈的守護下，生命完成交棒，代代傳承，這是貼近日本人文風景的一幕，也令我們醫療從業者深受感動。

這些經歷讓我深信：

——沒錯，我們終將一死，所以大可安心。

我們只是「活到」死亡為止，因此無須一味思考死亡，而是應該專注於「怎麼活下去」。

如果真的要選擇，並不是「活」或「死」的二選一，而是「該如何活」這唯一的問題。別害怕，我們都會活到死去。

正因為活著，所以才有喜怒哀樂、才有希望與樂趣；我們來到這世上，正是為了享受「活著」這件事。

這本書中，記錄了我在罹癌後這13年間所實踐的療法，以及我為了預防復發所建立的生活方式。

當然，世上還有許多其他治療癌症的方法，本書所介紹的並非唯一解方。

但我想把這13年來，自己在癌症與生活方式之間所學習到的點點滴滴，以一位臨床醫師、也是一位癌症患者的身分，誠實記錄下來。

真心期盼這本書能成為你在徬徨時的一盞燈，為你帶來一絲希望與安心。

本書所記述的內容，主要源自我個人的實際經歷與由此而生的體會與想法。若其中部分觀點引發質疑或不同意見，皆屬自然，也難免會引起部分讀者（尤其是醫療從業人員）感到不悅。在此仍懇請讀者見諒，並理解這些皆為我身為一名醫師的個人感受與省思。

即便書中觀點多數根據個人經驗而來，可我在撰寫過程中亦參考了大量相關文獻與資料。不過由於本書並非嚴謹的醫學教科書，因此內文未特別註明參考來源。所有撰寫時所參考的書籍與資料，將統一列於書末以供查閱。

最後，再次敬告讀者：本書所載皆為個人見解，期盼能為您的閱讀帶來啟發與收穫。

目次

第3章 來自患者的常見問題與回答

第4章　醫師的真心話　醫師的罪過　醫師的選法

第5章　Reborn（重生）

<日文版工作人員>
裝幀：米谷哲也
排版設計：白根美和

第一章

身為醫師的我罹癌了

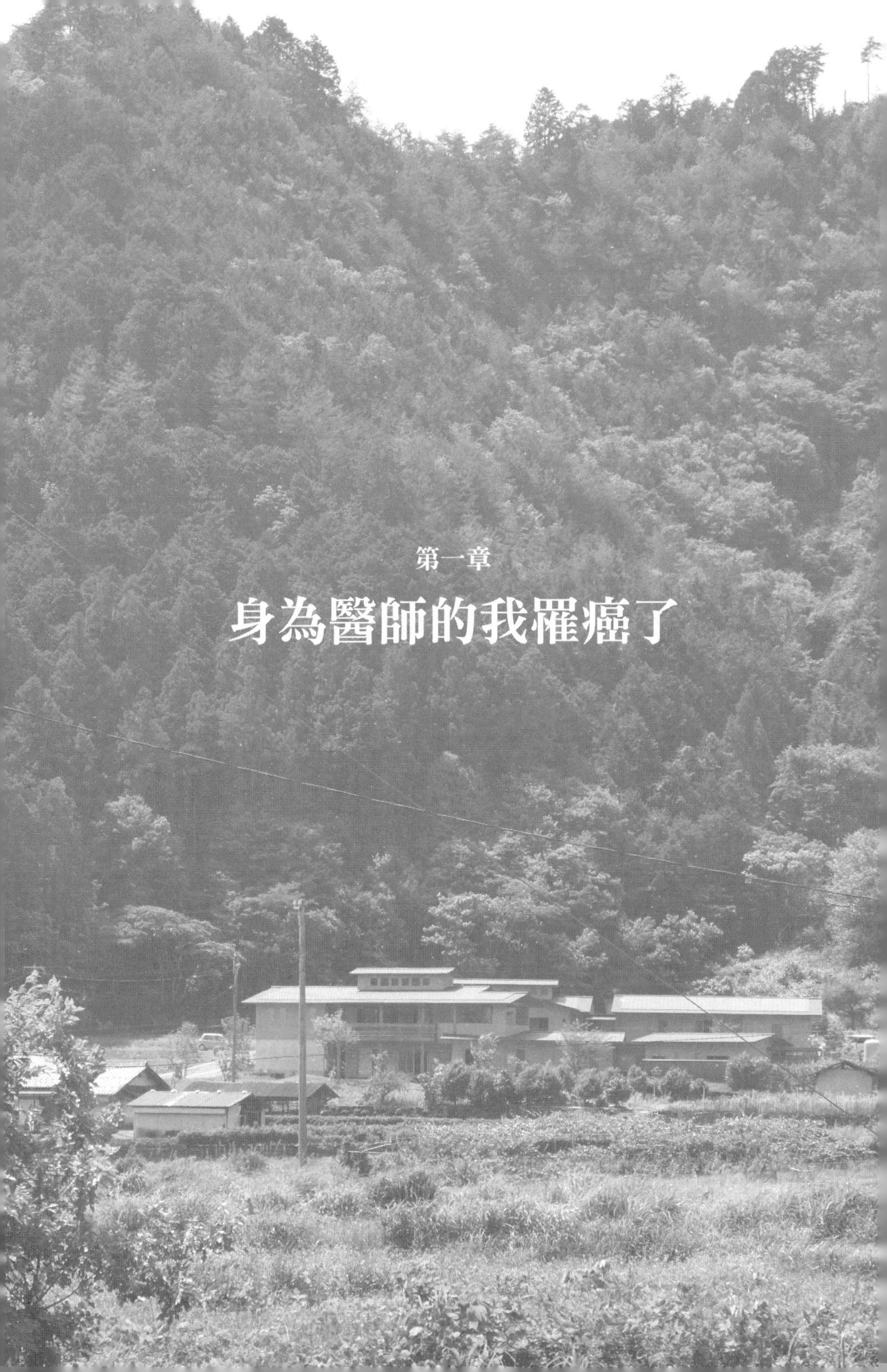

●第三人稱的癌症　第二人稱的癌症

自從24歲成為醫師以來，我長年負責診治癌症患者。坦白說，對我而言，癌症一直都是「別人的事」。身為一名消化系外科醫師，我自認透過手術刀履行本分，盡力協助患者對抗病魔，卻從未真正將癌症視為可能發生在自己身上的事。

在「每兩人就有一人罹癌」的現代社會裡，我和病患其實同樣都是平凡人，也同樣面臨著成為患者的風險。但過去的我，總以第三人稱的視角看待癌症：這是某個人的癌、那個人的癌、他或她的癌——總之，從來不是「我的」癌。

直到大約35歲左右，那時我正一邊籌備診所開業，一邊照顧罹患白血病的母親。當時母親61歲。她的病，徹底改變了我看待癌症的角度——不再是「那位太太的癌症」，而是「妳的癌症」。因為家人的罹病，我開始以第二人稱的視角來面對癌症。

然而，即便如此，我仍萬萬沒想到有一天會輪到我自己。總是自以為是、甚至有些傲慢地認為：「我是治療癌症的人，不會是罹患癌症的人。」

然而命運並未因此對我手下留情——我終究不得不面對以「第一人稱」視角凝視癌症的那一天。

結果我罹癌了

35歲創立診所，13年後，我在48歲那年決定擴大營運，且毅然決定向銀行申請數億日圓的貸款。同樣身為醫師，並與我共同經營診所的妻子建議我：「去做一次全身健康檢查吧。」

畢竟即將背負巨額債務，她希望我能趁此機會好好檢查身體。但我卻搖搖頭，婉拒了她的好意：「沒必要搞這麼大，我又沒哪裡不舒服。」

「不管啦，你一定要去！」

儘管內心嫌麻煩，不過在她的堅持下，我還是勉強完成了健康檢查，算是交差了事。

負責健檢的是一位我素未謀面的醫師，與我同齡，同樣專攻外科。

「船戶先生，你本身是醫生對不對？」

「是啊，沒錯。」

「那就好溝通了。」

我心想，大概只是象徵性地說一聲「沒問題」就可以結束了。甚至用眼神向一旁的太太暗示：「我們該走了吧？」

對方熟練地將我的CT影像投影在觀片燈箱上，一邊看著畫面，一邊不經意地說：「船戶醫師，這是RCC喔。」

「咦？」

我一時無法反應過來。RCC是醫學術語，全名為腎細胞癌。這也太荒謬，我一定是聽錯了。

「你說什麼？我沒聽清楚……。」

「是RCC。」

「……什麼？」

健檢醫師指著影像補充說：「你看，這裡。」畫面顯示我的左腎有個約6公分的腫瘤。

（等等，這張片子是我的？不會吧……？）

片子上明明寫著我的名字，我卻懷疑醫院搞錯，把別人的檢查結果弄到我這來。健檢醫師完全沒察覺我的混亂，繼續說：「看起來沒有轉移到肝臟，應該能手術處理。那我就開轉診單嘍。」

原來他說的「好溝通」是這個意思……與同行之間的說明居然能簡潔到這種地步。我慌亂之中擠出一句：「請、請等一下！我們診所有泌尿科醫師，我想聽聽他的意見，方便先給我一份影像片嗎？」

「哦，好啊，你請便。」

一走出診間，太太便低聲說：「這不就是被宣告罹癌了嗎……。」

「哎喲，肯定是搞錯了啦。我怎麼可能會得癌症！」我強顏歡笑安慰著她，實則自己也無法接受。

回到家，我反覆檢視掃描影像，一邊嚷著「不可能是癌症」，一邊說服自己。左腦理性判斷，那就是腫瘤；右腦情緒抗拒，硬說那不是癌細胞。

我完全無法接受這個事實：「不對不對，不可能是我，我怎麼可能會得癌症！」我甚至說服自己：癌症是那些敏感纖細、容易壓力過大、免疫力低的人才會得的病，我不屬於那種人！可即便如此，內心仍感不安……。

我拿著影像請診所的泌尿科醫師過目，謊稱是朋友的片子。

「醫生說是腎臟癌……你覺得呢？」

對方推了推眼鏡，認真地看了一下。大概是覺得反正患者也不在現場，因此他毫不遲疑地回答：「是癌症沒錯。」

我不甘心地反問：「真的嗎？確定是癌症？」

「嗯，沒錯，是RCC，要動手術。」

我只好坦白：「其實，這是我的片子。」

「……啊？什麼——!?」

儘管他如此篤定，我仍不肯完全相信。我一邊否認，一邊又查閱各種資料。身為醫師，我理應熟知這些知識，可還是忍不住翻閱相關書籍確認。

泌尿系統的腫瘤大多是惡性，放射線治療和化療效果不佳，只能開刀切除……我愈讀愈心驚。

幸好還來得及動手術。不不不，等等，我才沒得癌症呢……不，是癌症沒錯……但說不定是良性的……不，我根本沒得癌症……不不……。

醫生也是普通人，我徹底陷入混亂。

●我以為一旦罹癌人生就完蛋了

被宣告罹癌的那一天，我忍不住落淚。死亡的念頭驟然湧現，令我渾身顫抖。回過神來時，整個人彷彿陷入失重狀態，像是地面從腳底下消失，在半空中漂浮不定。

自24歲成為醫師以來，我為無數患者動過手術。開設診所後這13年，也持續為癌症患者診治。過去當病患情緒低落時，我總是說：「沒事的，別擔心。」試圖安慰他們。但當自己成為病人時，才明白這句話有多麼蒼白無力。沒有人能保證癌症會好轉，即使是第一期，也可能無法挽回——我滿腦子都是「完了」的念頭，思緒如麻。此刻才深感，過去的我太過輕忽，竟以如此輕率的話語應對病患的恐懼與痛苦。

身為醫師，我當然明白癌症是怎樣的疾病，甚至還專門治療過這些病患。不過正因如此，我比誰都更清楚它的可怕。

如今回想起來，當時的太太心中又是怎樣的滋味？她也是醫師，自然知道癌症的威脅。對她而言，我被病魔奪走性命的可能性有多大，她應該再清楚不過。就像我那晚默默流淚一樣，說不定她也曾躲在房間某個角落，緊緊抱住自己顫抖著。

如果我死了……孩子們還在求學，房貸與營運貸款尚未償清，診所與相關機構的員工加起來超過１５０人……那該怎麼辦？雖然內心一度閃過「太太也是醫師，她應該能想辦法處理」這樣的想法，另一方面卻也浮現出一絲解脫感——一死百了，不必再煩惱、責任、義務、約定……可話說回來，若在50歲之前就離開人世，未免太對不起孩子了……。

我的腦中千頭萬緒，最終歸為一個想法。

這些年來，我身為外科醫師替無數患者開過刀，也曾嘗試搭配抗癌藥物與其他輔助療法。後來因為體悟到「無法單靠手術戰勝癌症」，我選擇放下手術刀，轉而投入高劑量維他命C與溫熱療法等輔助替代醫療的推廣……難道，這正是神在對我說：「你就趁這個機會，親自體驗看看吧」？

思及此，我終於正視「癌症」這個診斷結果，並開始煩惱下一步的治療方針。究竟該採取西醫的手術治療，還是我長期提倡的輔助、替代醫療呢？

再三思量後，我得出結論。身為當事人太過主觀，無法冷靜判斷，那就乾脆跳脫角色，將自己當成一名「普通病患」來看待。

姓名：船戶崇史　性別：男性　年齡：48歲　職業：醫師　病名：左腎癌

若今天有這樣一位患者前來就診，我會如何建議？我想我會這麼說：「船戶先生，您是醫師，那就好溝通了。您應該知道癌症的破壞力，不會掉以輕心吧？首先得接受手術切除，還能開刀就是萬幸。」接著我會補充：「切除腫瘤後，再搭配您熟悉的輔助療法防止復發，不是最合理的安排嗎？」

當我梳理好這些思緒後，腦海中倏地浮現一句深植我心的格言：「種什麼因，得什麼果。你給予別人的一切，終將回到你身上。」

我問自己：「多年來你替那麼多患者開過刀，這次輪到你接受手術，還想逃避嗎？」直到這一刻，我才終於下定決心。或許罹癌，正是為了讓我能親身體會病患所經歷的痛楚、不安、恐懼與掙扎，這是千載難逢的機會。

「好，我決定接受手術。」

●再也不想經歷的痛

我的腫瘤約有6公分大，雖被診斷為第一期B1，但若手術中發現有轉移，也可能瞬間晉升為第四期。這一切，唯有開刀後才能揭曉。根據多年臨床經驗，我非常清楚自己目前的處境，一點都不能掉以輕心。

下定決心動手術後，我的情緒竟意外高昂，殷切期盼手術日的到來。從前總是由我站在手術台前替病人動刀，這次換我成為那位仰望無影燈的病患。想到這場即將展開的人生初體驗，竟讓我心生期待。

手術前一天，麻醉醫師來病房探視，望著我的鬍子說道：「希望您能在手術前將鬍子剃乾淨……不過不強求啦。」

我從婚後便遵從太太的喜好留著鬍子，從未剃除。雖說不過是一撮鬍鬚，不過多年來始終伴我左右，實在令人難捨。然而，我也曾擔任過麻醉醫師，若換作是我，也會這麼要求病人。嗯，好吧。

手術當天清晨，我終於剃掉了陪伴多年的鬍子，感覺清爽極了。太太進病房後一見到我就笑說：「你的人中好長喔～」接著開懷大笑。夫妻間就是這樣嘛（笑）。

我被推進手術室時，心情就像要出門散步一般輕鬆。當我躺在手術台上仰望無影燈時，醫療團隊則俯視著我——原來病患都是從這個角度看我們的啊，我總算明白了。硬膜外麻醉從背部插管的感覺，原來是這樣。

正當我還沉浸在種種新奇體驗時，麻醉醫師提醒我：「船戶先生，從現在開始麻醉會慢慢發揮作用嘍～」

聽到這句我過去不知對多少病人說過的話，內心一陣感慨。我心想：這次絕對不能睡著。只要不痛，我想清醒地體驗整個手術過程。

「好，那請你開始數數喔～」

「1、2……」我默默地告訴自己，絕對不要睡著……咦？這是什麼聲音？嘩——嘩——黃色浪潮襲來……嘩啦——我被浪吞沒了……。

接下來的記憶全無。當我醒來時，左腎已被完全切除，手術早已結束，時間來到隔日。

「你要睡到什麼時候啊！」護理師這麼說。

我有些不悅地回應：「妳幹嘛這樣說，是你們現在才來叫醒我吧？」

「你在說什麼？昨天手術的病人都早就自己走回病房了耶！」

「什麼!?」

原來現今術後流程是於恢復室醒來後再自行返回病房。我已離開外科第一線十多年，沒料到連術後照護都大為改變。事實的確如此，恢復室只剩我一人。

我試著下床走動，結果不僅無法站穩，還一陣暈眩，可能是術後貧血所致。這種暈眩感持續了好幾天，讓我難受不已。直到第三天拆除硬膜外導管後，劇烈痛感襲來，疼得我差點昏過去。

我終於明白，過去有位胃癌病患說：「醫生，傷口痛得像被插了免洗筷一樣」是什麼意思了。

現在，我切身體會到那種「像被插了免洗筷般」的痛楚與緊繃，難以忍受。我無法相信自己竟曾如此期待這場手術。如今，我再也不想經歷第二次。

然而，我也思及，也許這種令人難以忍受的痛感，正是外科手術的優點。這樣的痛楚，可能會促使病人下定決心，改變生活方式。

現代手術技術講求微創與減痛，但從我個人的經驗出發，不禁懷疑這是否真的正確。

平時健康的人，一輩子幾乎沒有機會親眼見到自己的內臟。作為外科醫師，我早已看過無數被切除的臟器，可萬萬沒想到，竟有一天會親眼目睹自己的器官。

術後，我看見自己被完整切除的左腎與腫瘤。站在醫師的角度冷靜判讀，那的確就是癌。一直以來，我都不願相信自己罹癌，但此刻親眼目睹之後，我終於認定「是癌沒錯」。

我就是這麼固執，這麼不肯認輸。

從美感的角度來看，癌細胞毫無美感可言。不過，我的腎臟並非已被癌細胞完全侵蝕，而是為了預防復發才整顆切除。望著那六公分的腫瘤與原本健康的腎臟部分，我在心中默默道歉：「對不起。」然後告訴自己，真正的補償方式，是不再讓自己重蹈覆轍，重新好好過生活。

術後住院期間，我幾乎吃不下醫院的餐點，可能是手術與藥物影響了味覺。話雖如此，太太偷偷為我帶來的壽司卻異常美味，讓我感到前所未有的安心。唉，夫妻都是醫師，這種事也能理直氣壯說出來嗎……不過嘛，畢竟事過境遷，就算了吧（笑）。

●對抗癌症並非「動手消滅」而是令其「主動消失」

由於腎臟癌對抗癌藥物與放射線治療的反應效果不佳，我並未採用這兩種方式。不過，術後最基本的定期追蹤檢查，我始終沒有鬆懈。

手術後大約一年的時間裡，我每隔兩到三個月便固定回到大學附設醫院接受回診與檢查。之後逐步改為每半年一次，到了術後第三年，又調整為每年兩次的抽血檢驗與一次電腦斷層掃描（CT）。截至今日，距離開刀已過了13年，我仍持續維持這樣的追蹤節奏。

與其他癌症不同，腎臟癌並無法透過腫瘤標記來檢測，因此單靠血液檢查並不足以掌握是否復發。此外，腎臟癌轉移至肺部的案例也不少，所以必須輔以胸部X光、CT、MRI或正子攝影（PET）等影像檢查進行確認。癌細胞具有極高的代謝活性，而PET檢查特別適合用來辨識代謝異常活躍或過低的組織。除了追蹤癌症的轉移與復發之外，也會利用一般抽血來評估如今獨自作戰的右腎是否發揮正常功能。

至於需要追蹤的年限，則因癌症種類而異。以消化系癌症為例，醫院通常建議術後五年內持續回診。然而，腎臟癌相對難纏，即使已過十年、十五年，依然可能復發。我診治過的患者中，就有在十五年後出現腎臟癌復發的實例。

自我被宣告罹癌至今已13年，即便已過耳順之年，可我仍不敢掉以輕心。每當背部左下方——也就是過去左腎所在的部位——出現些微疼痛，我的內心便會不安起來。

坦白說，我始終覺得體內仍潛藏著癌細胞。它們或許依然存在，但只要我願意細心傾聽癌症的訊息，調整生活習慣，持續提升免疫力，即使有殘存的癌細胞，也不會再壯大、活躍，讓我得以維持正常的生活步調。這一點，稍後會有更詳細的說明。

我想，這樣的生活態度才是真正關鍵之處。換言之，我認為對抗癌症的重點，並非硬要「動手消滅」它，而是創造出讓癌細胞「主動消失」的內在環境。

●面露喜色的患者們

我曾在訪談或講座中被問過這樣一個問題：「在您自己罹癌之後，對患者的態度是否有所改變？」

其實，情況正好相反。與其說是我對患者的看法改變，不如說，是患者面對我的態度與表情產生了變化。

在我罹癌之前，曾有好幾位患者對我說過：「醫生，罹癌的感受，只有真正得過癌症的人才懂。」

當時尚未經歷罹癌的我，對這句話有過許多揣測。

（醫生你不懂我們的心情，你不是平視，而是俯視我們。）

儘管我從未有過這樣的心態，總是自認秉持與患者並肩作戰的精神，提供溫暖、親切的醫療服務，可在患者眼中，也許並非如此。

如今，即使是初診患者，我也不再隱瞞自己動過癌症手術的經歷，反而會主動說明。

「我也得過癌症，動過手術喔。」

這句話一出口，患者的表情總會瞬間變化。

「咦!?醫生你也得過癌症啊!?」

然後他們會露出開心的神情——雖然有點失禮（笑）——接著幾乎一定會說出這句話。

「那你一定懂我的感受吧？」

但說實話，我並不明白。每位癌症患者的情緒和感受都不盡相同。

其實，別說是癌症，單是要真正理解他人的心境，就不是一件容易的事。

不過沒關係，我非常歡迎患者把我當成夥伴。只要他們願意相信我、認為「這位醫師懂我」，那就能建立更深厚的信賴關係，也有助於患者在心理上變得更堅強。這對我來說是件好事。

所以每當有人問我：「那你應該懂我的感受吧？」

我總會這樣回答。

「不，我不完全懂。」

「呃……。」

「可是作為一名也曾罹癌、走過鬼門關的同路人，我能想像那是多麼痛苦難熬的心情。」

「這樣啊。」

「是的。」

這樣的交流，有時會讓我們之間產生一種革命情感。我發現，每當我告訴患者自己的罹癌經歷時，他們的眼神與神情都會變得不同。

他們或許原本因病情被宣告而陷入低潮，覺得「自己已經沒救了」；不過當他們得知眼前的醫師也曾得過癌症，現在卻依然健康站在這裡時，或許就會在心中燃起一絲希望。

當然，這些只是我自己的揣測。說不定患者心裡其實是這麼想的。

（醫生你也得過癌症，現在卻這麼有精神，到底是怎麼好的？我也想跟你一樣戰勝癌症，請告訴我方法，我一定會照做。）

若患者主動表示這樣的想法，我就會回答。

「那我問你一個問題，你覺得自己為什麼會罹癌？」

「呃……。」

「所謂種什麼因，得什麼果。癌症是長年累積而成的結果，肯定在某些生活習慣中存在著削弱免疫力的關鍵因素。」

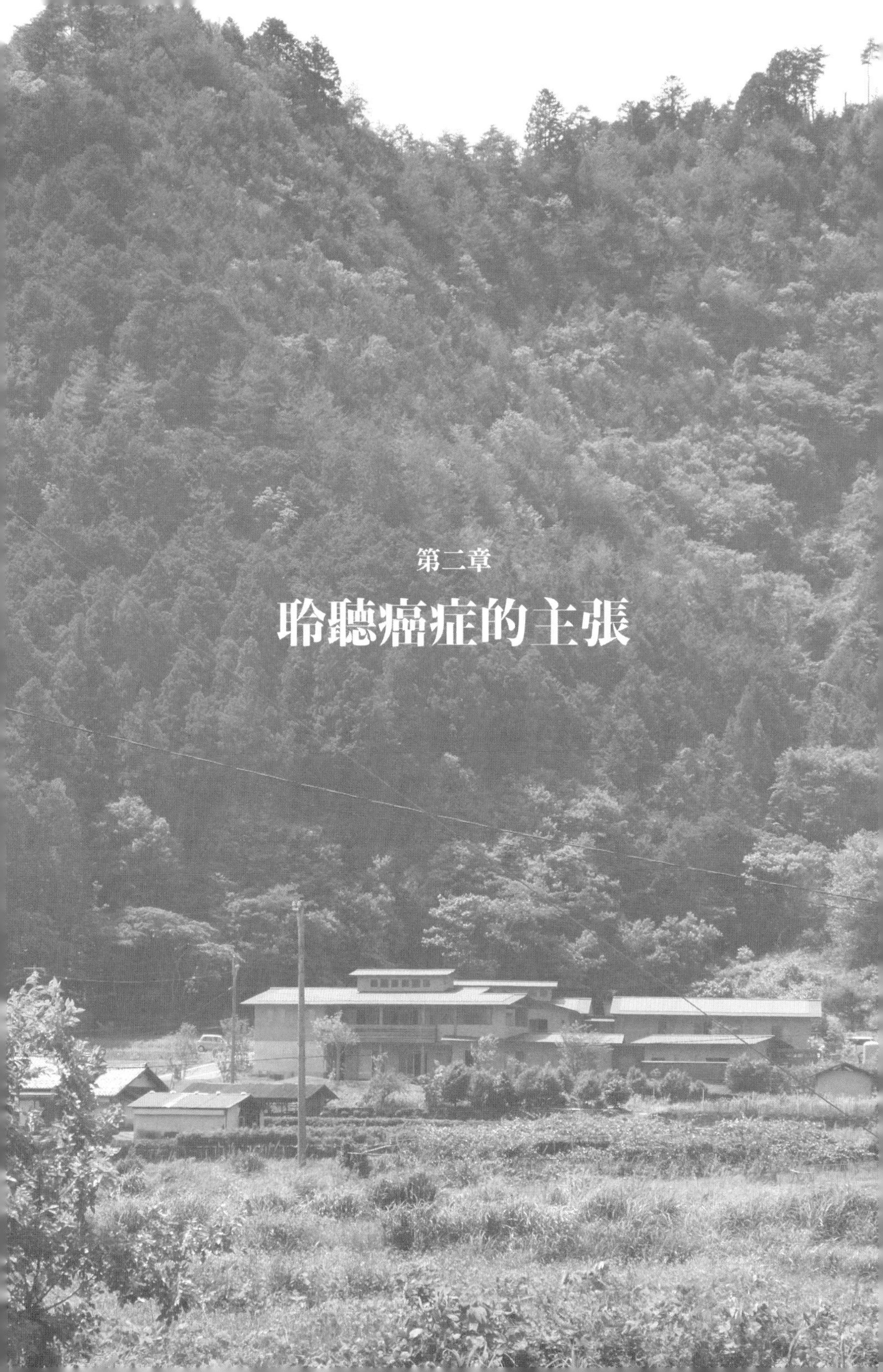

第二章

聆聽癌症的主張

●我在術後實際採用的療法

我在平成19年（2007年）時被診斷了出腎臟癌，正巧趕上標靶藥物索拉非尼（Nexavar）納入日本健保的時期。與主治醫師討論後的結論是：「比起幾乎看不到療效的傳統化療藥，這款藥或許更具希望；但副作用恐怕也更強烈。」腎細胞癌本來就對化療與放療不敏感，再加上一期腎臟癌在手術後的十年存活率已逾九成，主治醫師並未積極建議追加治療。於是我僅住院約一週便出院，改以提升免疫、降低復發風險的輔助與替代醫學為主。

所謂「整合醫學」並非「西醫＋替代醫學」的簡單相加，而是取兩者所長、補彼此之短的全人照護模式——先拆解再重新整合。我給它下一個白話註腳：凡是對抗癌有幫助的，都搬上檯面一起用。

因此，凡屬手術、放射線、化療等西醫治療，我都會請病人在原本的醫院完成。我的診所則以緩和醫療為概念核心，提供下列輔助與替代療法：高劑量維生素C靜脈注射、淋巴球回輸、臭氧療法、氫氣免疫療法、還原電子療法、安可勝（Oncothermia）或英特波

（Indiba）深部加溫、中醫、氣功、催眠、能量療法，以及各類按摩與保健食品，林林總總。

上述方法各有特色，但治癌的最高準則只有一條：徹底翻新「致癌的生活方式」。只要生活習慣回到身體原本喜歡的節奏，自癒力就會被喚醒，身體才有空間修復，重返健康。ＣＡＭ的角色，就是站在這條大原則下加速身體復原——它們確實也能直接殺死癌細胞，但更大的價值在於：減輕西醫治療的副作用，同時鞏固自癒力。

然而，若病人沒把舊有生活方式修正到位，治療效果依舊會有雲泥之別。以我多年的臨床經驗來看，最好是先把生活習慣歸零再重建，然後再談ＣＡＭ。

以下是我術後親身嘗試過、並持續至今的治療。

●高劑量維生素C點滴療法

這種療法被譽為「幾乎無副作用的抗癌藥物」，實際效果也十分不錯。許多患者接受治療之後，腫瘤縮小，腫瘤標記數值也明顯下降，對於提升末期癌患的生活品質（ＱＯＬ，Quality of Life）大有助益。

這項療法並非用來取代抗癌藥物，而是可以搭配進行，幫助減輕副作用，進一步提升治療效果。

一般而言，像我這樣已接受腫瘤切除手術的患者，可將其作為強化治療的手段，建議至少持續一年。我則進行了長達兩年、每週一次的治療。

●還原電子療法

活性氧（自由基）是導致癌症與老化的主因之一。紫外線、疲勞、病毒感染等因素，會在體內產生自由基，進而損傷基因（氧化＝搶奪電子）並引發癌變。

既然致癌的原因在於細胞氧化，那麼透過注入電子使細胞還原（恢復正常），即有可能中和活性氧，達到修復效果。還原電子療法正是根據此一理論發展而成。我過去每天會盡量接受60分鐘的治療。

●溫熱療法

癌細胞對高溫極為敏感，當溫度超過攝氏42．5度時便會逐漸弱化。此項療法透過名為「安可勝（Oncothermia）」的電熱儀器，針對難以處理的深層病灶進行熱能傳導。

此外，我的診所也引進了「英特波（Indiba）」儀器，可針對頭頸部與四肢等安可勝難以施力的部位提供深層溫熱治療。當時我便結合使用這些儀器，進行高溫熱療。

●HSP泡澡法

熱休克蛋白（HSP，Heat Shock Proteins）具備修復受損細胞的功能，其增生有助於對抗癌症等疾病。這方面將在後文詳述，而我術後也積極實踐HSP泡澡法。

參考HSP研究權威——伊藤要子醫師所提倡的方法，分為水溫42℃泡10分鐘、41℃泡15分鐘、40℃泡20分鐘等三種形式，每週建議進行2次。我則採取42℃泡10分鐘的方式，持續了約半年。

●淋巴球輸注療法

淋巴球是對抗癌細胞的第一道防線，其中NK（自然殺手）細胞與CTL（細胞毒性T細胞）是主要攻擊手。

由於我體內已具備能辨識腎臟癌的淋巴球，因此抽取我的血液後進行細胞培養，數量約為原來的1000倍，接著再透過點滴回輸。每次治療約需培養三週，打完一次點滴後再抽血並重複此流程，六次為一完整療程。我術後總共完成了兩套療程。

●中醫治療

我太太是中醫師，當我被診斷出腎臟癌後，她立即依據我的體質（證）為我調配專屬藥方，並每天為我煎藥，讓我持續服用。術後13年來，我始終透過中藥來調理身體，未曾間斷。

●保健食品

市面上的抗癌保健食品種類繁多，幾乎令人眼花撩亂，且往往標榜療效。基本上，我認為保健食品應以「預防」為導向，而非作為「治療」手段。

術後期間，許多友人與保健食品公司熱心寄來大量產品，我便藉此設下2～3個月的觀察期，嘗試各種不同配方。如今癌症未再復發，也許這些產品多少發揮了一定功效。

不過，目前我已停止服用保健食品。

上述所有療法，都是我在為患者提供治療時實際使用過的項目，我自己也親身體驗過。療效如何呢？被宣告罹癌至今已13年，我仍健康如常！

此外，我也十分關注「氫氣吸入療法」。

這項新興醫療技術是以吸入氫氣搭配氧氣為主，已透過多項動物實驗證實對多種疾病具療效。慶應義塾大學附設醫院正以「對人體有效」為前提，針對復甦後症候群展開臨床驗證，各研究機構也正積極探討氫氣在癌症治療上的應用，希望有朝一日此療法能納入日本的健保體系。

綜觀各種癌症療法，方法之多、潛力之大，可謂無窮無盡。身為醫師的我，也不斷學習與更新知識。現在的患者都非常勤於做功課、自主查找資料，令我深感佩服。

●淺談抗癌藥物、標靶治療藥與保疾伏

抗癌藥物對無法開刀切除的癌症，特別是像白血病或淋巴癌等非固態腫瘤，通常具備明顯療效。然而，眾所皆知，這類藥物往往伴隨強烈副作用。

抗癌藥物的起源可追溯至第二次世界大戰。1943年底，美軍一艘運輸船遭德軍轟炸，導致大量盟軍士兵接觸到「氮芥氣」這類化學毒氣。隨後，士兵開始出現白血球急遽下降的症狀，進而啟發醫學界研發出以氮芥為基礎的抗癌藥物。

早期抗癌藥物如同「地毯式轟炸」，無論是癌細胞還是正常細胞皆難倖免。例如，為了殺死5個癌細胞，可能同時犧牲2個正常細胞。近年來，已有越來越多報告指出，這類典型抗癌藥物對固態腫瘤的效果有限。甚至有醫師出版著作坦言，若自己罹癌，絕不會選擇接受抗癌藥物治療。這種情況下，傳統抗癌藥物未來可能逐步被淘汰。

與之相對的，是標靶治療藥物。這類藥物雖也屬於抗癌藥的一種，但不同於傳統藥物，它們專注攻擊癌細胞，儘量不傷及正常細胞。隨著研究進展與藥廠努力，標靶藥的效能不斷提升，相較我13年前罹癌時已有長足進步。

不過，標靶藥物的使用門檻高，不僅需要專業醫師評估，部分藥物甚至限定需由特定專科醫師開立，加上價格昂貴，實屬一大負擔。我認為應積極爭取日本健保給付，讓更多患者受惠。

若未來能研發出幾乎無副作用的抗癌藥或標靶藥物，理應積極採用，造福廣大癌症病患。我也期盼未來的藥物能不斷優化、趨於完美。

但若以我個人觀點來說，倘若未來腎臟癌復發或罹患其他癌症，若能選擇，我並不想再使用傳統抗癌藥物。倘若有與病情適配的標靶藥物，我會先詳細了解其療效與副作用，若認為風險可控，才會考慮嘗試。

當然，根據「種什麼因，得什麼果」的道理——你給出什麼，最終都會回到自己身上——我曾經開立過大量抗癌藥物給患者。說不定將來我也會站在病人立場，面臨是否接受這類藥物洗禮的選擇……。

此外，我對「免疫檢查點抑制劑」Opdivo（保疾伏）也充滿期待。癌細胞會披上「隱形斗篷」，逃避淋巴球攻擊。可若施以少量抗癌藥，這層偽裝就會被揭開，使癌細胞露出真面目，稱為「抗原呈現」。據了解，保疾伏正是在此階段發揮最大功效。

不過遺憾的是，依據日本現行保險制度，僅在使用過多種抗癌藥療效不彰時，才被允許使用保疾伏，無法作為第一線用藥。

就我個人立場而言，我認為若能一開始就使用保疾伏，再搭配抗癌藥物，療效或許更佳。雖然該藥仍可能引發免疫失控等副作用，這部分確實需謹慎監測，但我衷心期待未來其使用門檻能降低，成為更普及、便捷的治療選項。

●淺談放射線治療

在癌症治療中，「能開刀就開刀」是基本原則。然而，有些癌症無法以手術處理，特別是像食道癌或頭頸部癌，有時並不適合動手術。這時，放射線治療便能發揮關鍵作用。若出現轉移至腦部的情況，加馬刀放射治療（Gamma Knife）則是一項強而有力的選擇。

即使某些病灶部位能夠透過手術切除，有時也可考慮放射線療法，其成效不亞於手術。

我將「標準治療」的順序大致分為：

①手術

②放射線治療

③抗癌藥物

手術的優勢在於能針對明確癌變部位直接切除，且體內未受影響的正常細胞比例高，因此手術可謂癌症治療的第一步。

但放射線治療則難以完全鎖定病灶，治療原理類似「圈圍後整個清除」，可能波及腫瘤周邊的健康組織。

至於抗癌藥物，主要經由點滴或口服方式給藥，進而傳送至全身，對身體的副作用不可小覷，尤其容易造成免疫力下降，因此必須審慎評估再使用。

不過若是針對白血病與淋巴癌，則應優先考慮使用抗癌藥物。若病情適用免疫檢查點抑制劑（如保疾伏），我認為應積極採用，同時搭配輔助與替代醫療（CAM），將有助於提升療效並減輕副作用。

●療養期間的發現

術後，我嘗試了各式各樣的輔助與替代療法，可是對我而言，最有幫助的或許不是這些療法本身，而是能夠「專心養病」這件事。

「接下來我要好好養病，會失聯一個月。」

我如此向診所員工宣布後，便展開了療養生活。令人感激的是，大家都非常守信，整整一個月裡，竟然都沒有任何人聯絡我。托大家的福，我才得以心無旁騖地專注於康復。然而，安靜成這樣也讓我有些受挫，心想：「難道我不在也無所謂？其實根本不需要我嗎？」（笑）

後來我才知道，這一切其實都是太太的安排。她叮囑所有員工「絕對不要打電話給他」，並親力親為撐起診所的營運。再加上泌尿科、麻醉科、心臟血管科等許多醫師同仁的協助，才讓我得以安心療養。對此，我心中只有滿滿的感謝。尤其是對我太太，我真的感到萬分愧疚與敬佩。

另一方面，我也開始反思：即使我不在，診所依然能順利運作。或許，所謂的「沒有我不行」其實只是我一廂情願的想法。這樣的責任感，也許就是讓我陷入壓力、進而導致罹癌的根本原因之一。

我選擇回到故鄉岐阜縣關市洞戶（HORADO）專心養病。這裡是一處被大自然環繞的純樸鄉村，綠意盎然，沒有高樓遮蔽，抬頭就是一望無際的藍天，空氣清新沁人，彷彿滲透進我因長年過勞而疲憊不堪的細胞裡。

過去日復一日的忙碌生活，彷彿是前世的事。在洞戶的每一天都過得閒適至極，因為這裡除了藍天與綠地，什麼都沒有。原本以為閒得發慌的日子會讓時間變得冗長，結果恰恰相反。太陽一下子就西下、夜幕低垂，隔天又是嶄新的一天。我彷彿發現新大陸般驚覺，一天竟是如此短暫。

我最擔心的是腿部肌力衰退，因此特別努力多走路，同時也嘗試冥想。雙腿盤坐，全身放鬆，想像自己與大自然融為一體，排除雜念，閉上眼睛，緩緩呼吸吐納。雖然這樣說起來很有氣氛，其實簡單講，就是「發呆」而已（笑）。

那段期間我幾乎沒什麼食慾，經常處於空腹狀態。雖然也想過是否該補充些營養素，但勉強進食反而讓身體感到不適。空腹讓內臟得以休息，反而帶來一種輕鬆的感覺。

就這樣，在大自然中散步、打坐、沉思，夕陽緩緩西沉，每天早早上床就寢。總之，那段時間我除了「睡覺」，幾乎沒有其他事。過去因工作繁忙而長期處於慢性睡眠不足的我，彷彿終於有機會「補眠」，徹底還清過去的睡眠債。

直到後來我才意識到，當時在療養期間無意間實踐的這些行為，其實正是預防癌症的關鍵要素。

●身體擁有自我修復能力

那麼，究竟是什麼原因讓我罹患癌症呢？

回想我當外科醫師、忙於手術的那些年，我一心認定惡性腫瘤是絕對的「壞東西」，是必須徹底殲滅的敵人。開立診所後，我又將全部心力投注在安寧緩和醫療中，整天腦中想的都是嗎啡該如何使用最恰當。

換句話說，我始終聚焦於「對症治療」——也就是處理眼前的病痛，而從未真正思考「為什麼會生病」這個根本問題。

當自己被診斷罹癌時，我其實說不上來為什麼會得這種病。並非我毫無自覺，而是我一廂情願地認為：「我怎麼可能會得癌症？」因此我將罹癌這件事視為一場「意外事故」。

我一向對患者說：「癌症是一種生活習慣病，一定要從生活方式改起。」然而，我卻從未仔細審視過自己的生活方式。結果就是——我自己成了活生生的反面教材，親身體現了日本諺語所說的「醫者不自醫」。

於是，我決定從醫師的角色中抽離出來，盡可能以癌症患者的立場重新審視這種疾病，思考惡性腫瘤真正的成因與意義。

回歸基本面來看，所謂的癌症究竟是什麼？

關於癌症的定義，不論是市面上各類探討癌症的書籍，或是各大癌症中心、醫療機構的官網，都有一致的說法——癌症是「基因變異累積所致」。這便是所謂的「多階段理論」。但關鍵問題在於：為什麼會演變成多階段的基因異常，進而成為癌症？

其實基因在日常狀態之下就會發生變異。如果再加上壓力過大、睡眠不足、飲食失衡、體質偏寒、抽菸或過量飲酒等不良生活習慣，還有紫外線、電磁波等外在環境因素，就會加速基因突變的速度，也就是促進致癌的過程。

當我回頭檢視自己過去的生活型態與作息時，只能說實在慘不忍睹。首先是長期嚴重的睡眠不足——每天都是半夜才上床，而且經常在睡夢中被叫醒。晚上睡不好，白天自然精神不濟，甚至手拿聽診器時還會不小心打瞌睡，經常被患者吐槽：「醫生，你剛剛是不是睡著了？」

我的飲食更是馬虎隨便，自認為身體強健、不會生病，因此毫不在意吃什麼，完全是想吃就吃。太太常常叮嚀我要注意飲食，我雖口頭應付，實際上卻根本沒放在心上。此外，明知身體不宜受寒，卻沒有任何保暖意識，還特別愛喝冷飲。

即便是健康的人，每天體內也會產生大約五千個癌細胞。現代社會中，「每兩人就有一人罹癌」幾乎成為常識，但事實是，這兩人體內都存在癌細胞。換句話說，沒有任何人是「完全不會得癌症」的。

不過，人體的免疫細胞——特別是淋巴球——會負責消滅這些自然生成的癌細胞。也就是說，人體本身具備修復能力，只要免疫系統正常運作，即使每天產生癌細胞，也能隨之消滅，不至於形成疾病。

然而，現實卻是每兩人中就有一人會發展為癌症。這表示，其中一人的體內出現了「妨礙免疫系統正常發揮」的因素。

這些阻礙，往往就是來自生活方式的錯誤，也就是干擾自癒力的生活習慣。如果這樣的生活模式日復一日地持續下去，癌細胞就會從最初的五千個，逐漸增加至兩千萬個——這個數量會形成約5公釐的腫瘤，也就是影像檢查可偵測到的大小，進而被正式診斷為「癌症」。

原本應該被免疫系統消滅的癌細胞，卻因生活方式的影響而倖存下來，最終累積成具體可見的腫瘤。換句話說，只要我們不干擾免疫系統的正常運作，身體就具備自我修復的能力。

●癌症是一種「結果」

西醫標準治療體系中，往往認為「癌症復發是偶發現象，無法預防」，但我無法苟同這種說法。畢竟，世上有那麼多人靠自身努力戰勝了癌症。

「病灶已經切除，可以放心了。」這樣的說法，本身就是個天大的謊言。過去我在外科時替無數患者動過手術，然而事實上，我們只是將癌變組織從體內拿掉而已，並不代表癌症本身已痊癒。即使病灶再小，也無法完全排除復發的可能性。

癌症，其實是一種「結果」——是長期不良生活習慣根深蒂固後的結果。若只處理結果，透過手術、放療、化療等方式將病灶清除，卻對導致癌化的「過程」毫不處理，那麼癌症自然會再次找上門。

我在術後也曾聽主治醫師說：

「病灶已經切除，現在你自由了。」

大錯特錯。正因為過去活得太過「自由」，才導致癌症的發生。

「癌細胞雖已切除，但並不代表從此可以高枕無憂。你過去的生活方式削弱了身體的自癒能力，才讓癌症有機可乘。癌症並不表示身體本身不好，而是因為生活方式不健康才導致癌變。你之所以不得不過著那樣的生活，其背後的原因是什麼？能否察覺並改變，才是當務之急。同時，也要趁這段時間提升免疫力，每天確保充足的睡眠，維持營養均衡、多笑一笑減輕壓力，注意保暖並養成運動習慣。」

如果全世界的醫師都能像這樣提醒術後患者，而患者也真心實踐，改善生活方式，我相信癌症的復發率一定會大幅下降，成效顯著。

「醫生，請幫我儘快手術，我想快點回去上班！」

許多患者都這樣說。恕我直言，正是這種生活態度，才會引發癌症。努力工作當然值得尊敬，可這樣的生活究竟對身體造成了多大的負擔與犧牲，當事人往往毫無自覺。

我自己就是最典型的例子。

「手術完成、病灶切除，能夠恢復原本的生活了。」

這樣的建議，等於是引導病患「回到致癌的生活方式」。如果醫師總是對患者說這種話，那復發率能不升反降才怪。我的言詞雖然激烈，卻是源自於我經歷手術後所受的苦痛，發自內心的反省與真誠告白。我不想再體驗那種痛苦的過程，也不願讓患者再重蹈覆轍。

我認為，癌症是由我們日常生活方式所「製造出來」的產物。因此，最終還是得靠自己來治癒。而所謂的三大療法——手術、放療、化療——或是各種輔助與替代療法，究竟是什麼？它們並不是用來「治癒」癌症的方法，而是幫助我們「輔助治癒」的工具而已。

患者可以善加利用21世紀進步的醫療技術，但請記住，這些都只是輔助角色，真正能治癒癌症的關鍵，仍然是你自己的免疫力。

西洋醫學就像是一種「文明利器」。比方說，從岐阜縣的診所前往東京，你不會選擇用走路的吧？當然是搭新幹線。也就是說，文明利器讓我們能更快抵達目的地，節省時間。

同樣的道理，若能及早恢復健康，就能擁有更多自由安排人生的時間。這才是西洋醫學的真正價值所在。

然而，便利總是伴隨著代價。搭新幹線要付票價，而接受西醫治療也可能付出副作用的代價。這些都是使用文明工具時需要有所覺悟的部分。

●聆聽癌症的主張

罹癌之後，癌症教會我許多重要的事。最深刻的一點是：癌症其實是長年累積下來的生活方式與習慣所造成的「結果」。若想治癒這樣的疾病，唯一的辦法就是回頭修正那些干擾自癒力的生活模式。癌症為我上了寶貴的一課，讓我重新檢視過去的生活與思維。

癌症還教會我另一件重要的事——「感謝」。

感謝這副身體的每一個細胞，因為它們形塑出完整的我。而這些細胞中的基因，一半來自父親，一半來自母親。從出生到現在，靠著水分、空氣與食物滋養，我的身體得以正常運作，讓我能夠活到今天。這使我深切體會到：好好對待自己的身體，不只是對父母、對祖先的敬意，也是一種對地球萬物的感謝。

在罹癌以前，洗澡時的我，總是滿腦子想著「灰塵趕快洗掉吧」、「汙垢不要再來了」、「變乾淨、變乾淨」。但罹癌之後，心態改變了。我開始懷著感謝的心，輕柔地洗著身體，心中默念：「今天也辛苦你了，謝謝你讓我平安地度過這一天。」

隨著心境的轉變，我也逐漸對「戰勝癌症」這句話感到不自在。我更傾向使用「克服」這個詞，而不是「戰勝」。畢竟，所謂的癌細胞，其實是由我們自身正常細胞變化而來。若說要「戰勝」癌症，等於是與自己為敵。

我愈來愈認為，我們應該做的並不是攻擊癌細胞，而是試著理解癌症，去「克服」它背後真正的成因。因為疾病的本質，是一種提醒，一種身體給出的訊號——提醒我們的生活方式出現了問題。

在眾多疾病之中，癌症給出的警訊尤其嚴重，它在對我們喊話：「如果再不改變，可能就真的來不及了喔～」換個角度來看，癌症其實是一種極具意義的疾病，讓我們有機會正視「死亡」這個議題。

我深信，生病——尤其是罹癌——絕非偶然，而是我們長期忽視、甚至干擾自身修復能力（自癒力）所造成的結果。換言之，癌症是錯誤生活方式的具體化。

因此，我認為不應該以「對抗病魔」的心態面對癌症，而是要用傾聽的態度，去理解疾病所傳達的訊息，並以改變生活方式來回應它。這樣的改變，才是通往康復的起點。

要做到這一點，最重要的，是學會「聆聽身體的聲音」，聽懂癌症的主張。

為了解癌症患者實際對「癌症的主張」有何看法，我針對本診所的病患進行了問卷調查。調查對象為自2014年11月起，在一年內定期回診的124位癌症患者。

其中約有75%的患者為第四期（Stage IV）（圖1）。

在問卷中，我特別設計了一個問題：「你的癌症，正試圖向你訴說什麼？」

這並不是單純問對病情的看法，而是從癌細胞作為「自己的一部分」的角度出發，詢問：它們想傳達什麼訊息給你？

患者的回答出乎我的預期（圖2）。其中包括（圖3）：

「懷抱感謝、重新燃起生活的希望。」

「再次檢視自己的生活方式。」

「學會善待自己。」

「放下責任與義務感。」

「改善飲食、戒菸戒酒。」

「回頭思考與家人的情感連結。」

癌細胞從未說過「去死吧」、「想辦法把我剷除掉」這類話，它唯一的訴求只有一個——「改變」。

看完這些回饋後，你還會認為癌症是我們的頭號大敵嗎？

●如何喚醒自癒力

當我們細細傾聽「癌症的主張」後，會意識到自己長年累月在不知不覺中，過著對

［圖1］問卷回答者的病名與癌症分期

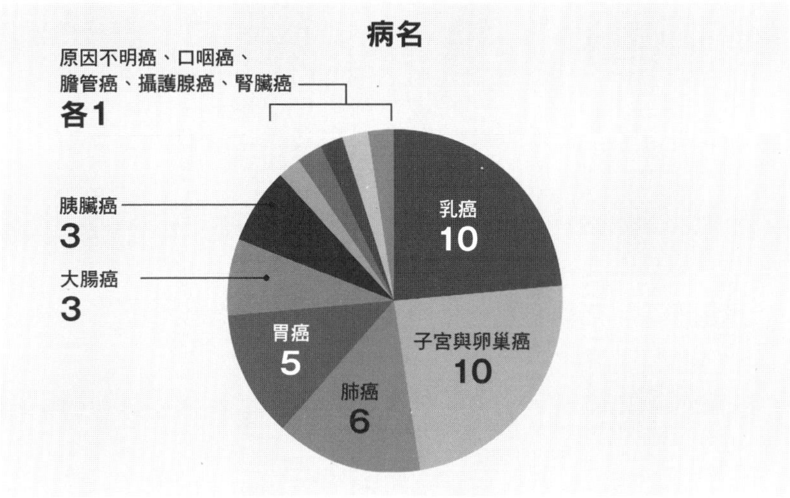

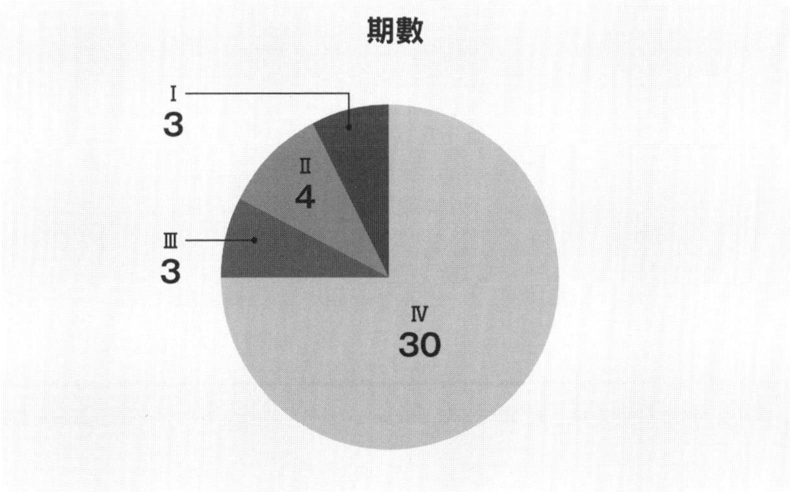

※共有124人填寫問卷，有效問卷數為上圖42名、下圖40名。

身體造成巨大負擔的生活。因此，首要之務便是為身體解除這些壓力與負擔，才能有效修正錯誤的生活方式與習慣。若無法做到這一點，即便接受再多治療，也難以真正降低復發的風險。

舉例來說，有些末期癌症患者因病灶位置無法動手術，被宣告僅剩半年壽命，卻奇蹟似地存活了十年、二十年；甚至也有轉移病灶完全消失的案例。這些故事並非罕見。

對於這類現象，多數西醫可能會認為「那是診斷錯誤」或「其中一定有哪裡出了問題」。但我親眼見證過這樣的病患，坊間也有大量相關的經驗談與著作可資佐證。人們常將這類現象視為「奇蹟」，不過確實有患者能從癌末狀態中逆轉重生。

那麼，問題來了——他們究竟是怎麼做到的？

即使在癌症進展至第四期的狀況下，他們體內似乎仍保有一種能夠讓病情好轉甚至痊癒的力量。這正是我們身體原本具備的「自我修復力」。

許多能克服末期癌症的患者，固然也接受了標準療法與輔助與替代醫療（CAM），可這些治療方式本質上只是「協助」的角色，真正主導痊癒的，是患者自身所擁有的那股潛藏力量——也就是「自癒力」。

［圖2］癌症訴說了什麼主張？（患者回應）

- 告訴我要學會**善待自己**，也要懂得肯定自己的努力。
- 提醒我珍惜每一天，時時**心懷希望**、放眼未來。
- 讓我體會到來自他人的溫暖與關懷，值得珍惜與**感謝**。
- 教我知足常樂，**心懷感恩**。
- 要我**改變生活習慣**，好好休息，別再透支健康。
- 讓我學會**放下責任**與壓力，也學著去體諒處境艱難的人。
- 癌症像是派來的信差，要我**修正生活的步調與方式**。
- 讓我**對生命產生更強烈的渴望**，比以往更積極、也更樂觀。
- 促使我重新檢視自己的**飲食內容**。
- 給我機會**重新思考**人生的意義與方向。
- 要我懷抱**希望**，把握每一天。
- 幫助我**重新審視人生**，進而下定決心**戒菸**、**戒酒**。
- 讓我更誠實面對自己，**並與家人建立更深的情感聯繫**。
- 教我凡事正面思考，重新體認到**自己其實很珍貴**。
- 讓我的**生活作息**變得規律，也與家人的關係更加融洽。
- 讓我**重新定義價值觀**，學會珍惜時間。
- 教我學會接納自己，對他人更敞開心胸。
- 要我勇敢**重新面對人生，並調整飲食內容**。
- 鼓勵我**盡情去做自己想做的事，讓妻子看到「我沒有白活這一生」**。
- 讓我意識到，自己是最重要的；家人與人生同樣彌足珍貴。
- 要我心懷**感謝**，對未來的生活充滿**期待**。
- 讓我明白，即使只是平凡如我，也是一個**有價值的人**。
- 讓我深刻體會到**家人**陪伴的幸福，並對**疾病**以及所遇見的每個人都滿懷感謝。
- 讓我開始思考人生的終點，並珍惜此時此刻擁有的一切。

※粗體字為筆者後製整理

［圖3］癌症訴說了什麼主張？（筆者彙整分析）

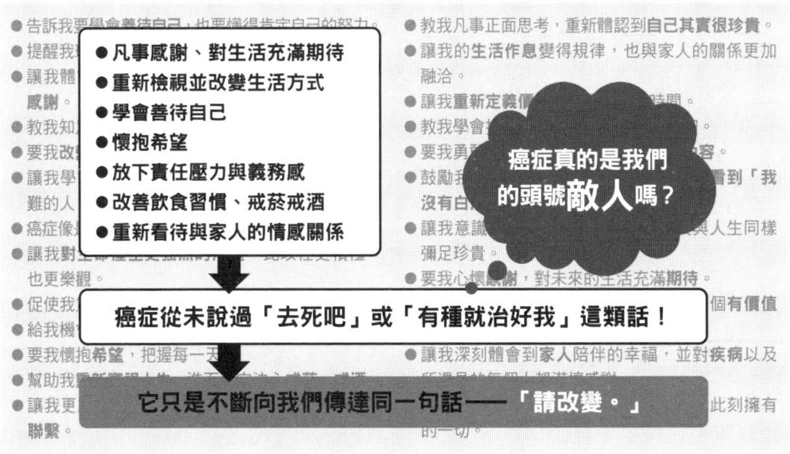
●凡事感謝、對生活充滿期待
●重新檢視並改變生活方式
●學會善待自己
●懷抱希望
●放下責任壓力與義務感
●改善飲食習慣、戒菸戒酒
●重新看待與家人的情感關係
癌症真的是我們的頭號敵人嗎？
癌症從未說過「去死吧」或「有種就治好我」這類話！
它只是不斷向我們傳達同一句話——「請改變。」

那麼，該怎麼做才能喚醒自癒力呢？我將其歸納為五項基本原則，稱之為「克服癌症五準則」：

●克服癌症五準則

①克服癌症之寢技——睡眠
②克服癌症之食技——飲食
③克服癌症之動技——運動
④克服癌症之溫技——加溫（保暖）
⑤克服癌症之笑技——歡笑

這五項準則看似平凡，卻是最理所當然、最基本的健康生活原則。說得再簡單點，這些就是打造健康生活的地基。然而，有多少人真正能做到這些「理所當然」的事呢？

直到我自己罹癌後，才深刻體會：真正徹底地實踐這些基本功，原來是如此重要。

在這當中，①睡眠與②飲食尤其關鍵。我經常對門診的患者強調：「睡不好，就治不好病；無法從飲食中攝取營養，也一樣治不好病。」

無論藥物多先進、療法多高端、醫療設施多完善，如果連最基本的生活習慣都沒有打好根基，疾病是不可能痊癒的。因此，在開始治療前，應先改善這兩項基本要素——失眠的患者，應先設法改善睡眠品質；食慾不振或營養攝取不良的病人，則需先透過飲食或必要時用點滴補充營養。

與這兩項同等重要的，則是⑤歡笑。歡笑能促進免疫力、抑制癌細胞，這已是現代醫學的共識。更重要的是，我認為歡笑象徵著一種狀態：那是當我們真正理解疾病的提醒，開始活出自己想要的人生時，所自然流露的表情。

如果我們無法擁有足夠的睡眠與營養，那就等於連治癒疾病的基礎都不具備。試問，人為什麼想治好病？說到底，是為了「創造自己想要的人生」吧？

想要活出真我，充滿活力與生命力，而這樣的狀態，最直接的表現就是「笑容」。

因此，笑是一種前進人生目的的動力，也是達成目標後自然浮現的表情。

另外，③運動、④加溫，加上ＣＡＭ輔助療法，正是幫助我們加快邁向幸福之路的強力助手。我將這三項稱為「自癒力鐵三角」。

而置於鐵三角正中央的「志」，正是讓我們走過病痛、活出自我的靈魂所在。

接下來，我將一一說明這五大準則的具體內容，帶您逐步建立屬於自己的健康之路。

●克服癌症之「寢技」——睡眠

「不好好睡覺真的不行啦！」

太太多年來不斷提醒我睡眠不足的問題，不過我總是左耳進右耳出，始終沒放在心上。

雖已記不得當年平均睡幾個小時，但可以確定的是，罹癌之前我的作息極度紊亂，明顯睡眠不足。尤其值夜班時經常徹夜未眠，導致可補眠的時間微乎其微。人畢竟不可能完全不睡覺，那麼我是在什麼時候補眠呢？答案是白天一有空就躺平秒睡，甚至曾經

自癒力鐵三角

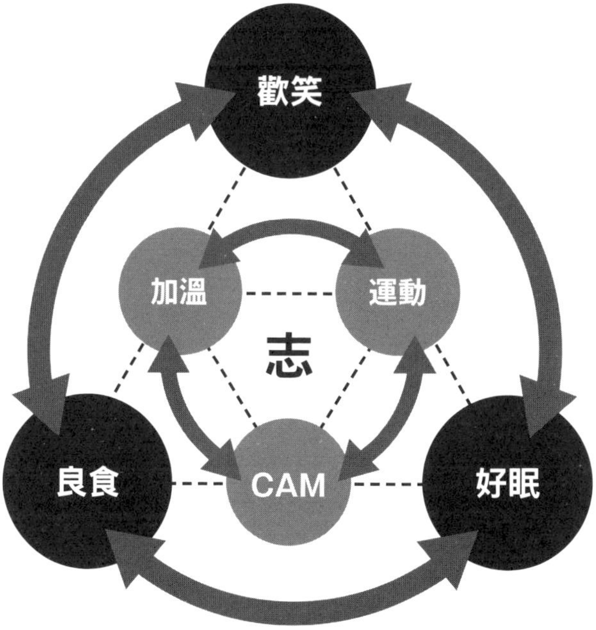

在看診時打瞌睡，可想而知那段時間我有多麼疲憊。

長期下來，我的身體進入所謂「睡眠負債」的狀態。發現罹癌後，太太再次狠狠責備我：

「所以我才一直叫你要好好睡覺啊！都不聽！」

當下我啞口無言，無法反駁。

2014年，美國芝加哥大學曾以老鼠為對象進行研究，結果顯示，睡眠不足的老鼠體內更容易增生癌細胞。研究發現，原本應該負責消滅癌細胞的免疫細胞會因睡眠不足而出現異常，使得癌細胞趁機快速擴張。

日本東北大學也曾針對2萬3995名女性進行為期七年的追蹤調查，以研究睡眠時數與乳癌發病率的關聯。結果顯示，平均每天睡眠少於六小時者，罹患乳癌的機率是睡超過七小時者的1．6倍。

除了這些學術研究，我個人的臨床經驗也印證了這點。我行醫多年，所接觸的癌症患者幾乎都存在睡眠問題。因此，我可以斷言：癌症患者絕對需要良好的睡眠。

在癌症治療過程中，最重要的就是讓身體有機會進行修復，而修復的時間就是在睡眠中。換句話說，只要好好睡覺，免疫力自然會啟動，身體就會自行修復。

尤其是夜間，正是癌細胞遭到攻擊與清除的時段。人在熟睡時，體內會分泌多種修復型荷爾蒙，幫助白天受損的細胞與組織修復與再生。

我個人推崇「十六睡眠法」（10－6睡眠法），即晚上十點上床、早上六點起床，每天睡滿八小時。如果因為工作等因素無法睡足八小時，也請務必確保至少六小時的睡眠。

我總是對患者保證：

「只要每天確實執行十六睡眠法，癌症就不會復發。」

因為人體的自我修復能力比我們想像得還要強大。

不過這裡的重點不只在於「總時數」，更在於規律性。不能今天九點睡，明天卻拖到凌晨。十點就是十點，九點就是九點，一點都不能含糊。只要規律安排就寢與用餐時間，自然能建立良好的作息。

人的身體節律其實是與天體運行同步的。就像月亮的盈虧會影響女性月經，心跳、呼吸、體溫等生理指標也都依循著自然節律運作。人一天約心跳10萬次，絕不會今天23小時跳完，剩下1小時休息不跳，因為人體始終遵守「一分鐘跳動60次」的節奏，才能讓心臟撐過80、90年。

睡眠也一樣，是無法「儲存」或「預支」的。我曾在看診時昏昏欲睡，就是在償還前一天熬夜所欠下的「睡眠債」。

有些人會說：「我為了工作犧牲睡眠。」可我並不認為這值得讚許。這樣的觀念應該被重新檢視。工作的事可以留到明天，但今天的睡眠無法「延期」。不管是工作還是興趣，總會讓人想再多做一點、再拖一下才睡，但我就是因為長期維持這樣的生活方式，最後罹患了癌症。

還記得昭和31年（1956年）發表的童謠《母親之歌》中寫道：「母親熬夜為我織手套♪」，儘管令人動容，不過其實白天織會更健康（笑）。我們總把「勤奮努力」當成美德，但若是以犧牲健康為代價，則一點都不值得鼓勵。

我建議大家將生活調整為晨型作息。早上處理事情會更有效率。我曾在某本書中讀到：考上東大醫學院的學生幾乎都不熬夜，他們每天睡滿八小時，並善用早晨讀書。起床、就寢、學習時間都規劃得井然有序，所以學習效率反而更高。睡眠的作用就在於，能將白天學習到的資訊轉化為記憶，真正內化於腦中。

讓睡眠品質更好的祕訣

假設您已決定改善作息，從十點開始上床睡覺，但卻遲遲無法入眠，甚至翻來覆去直到半夜。這種情況並不罕見。

我的建議是：隔天早上照樣六點起床。請不要因為昨晚一點才睡，就把起床時間往後延到九點。這樣只會讓「凌晨一點就寢」變成習慣，進一步破壞睡眠節奏。

即便當晚沒睡好，白天可能會很疲倦，也可能會打瞌睡，但只要撐過去，當晚通常會更容易入睡。重點是建立節奏，即使沒睡意，也要努力在十點上床，早上六點準時起床。日復一日，身體就會慢慢記住這個節奏。

也有患者向我反映：「試了幾天都抓不到節奏，覺得很氣餒。」我會鼓勵他們再堅持看看。

還有一點很重要——睡前千萬不要滑手機。手機螢幕的藍光會關閉大腦的「睡眠開關」，讓人更難入眠。

不只眼睛，其實耳朵與手掌也具有感光性。即便戴上眼罩，耳與手仍能接收到光訊號。現在甚至有廠商開發可照射耳內、調節時差的耳機型商品，就是利用這個原理。總之，睡眠時讓房間保持全黑，是最理想的方式。

當然，也有些人會因為全黑的房間而感到害怕，導致反而更難入睡。這種情況下，也可以開小夜燈，只要能安心入眠就好，方法可以因人而異。

若想提升睡眠品質，就必須消除妨礙睡眠的三大因素，那就是工作壓力、焦慮情緒與疼痛干擾。

若工作奪走您的睡眠，那麼就該重新評估工作分量，甚至必要時考慮轉換職場；若是因疼痛難以入眠，可以適度服用止痛藥或安眠藥，但在能夠自然入眠後應逐步減量；

若是焦慮作祟，也要積極處理其來源。

癌症患者經常會因焦慮或疼痛而睡不著，這點我完全能理解。焦慮來自對未來的擔憂，後悔來自對過去的懊悔。可是，過去的事情已成定局，未來尚未發生，太過執著只會困住自己。

唯一能做的，就是活在當下、珍惜此刻。當每一刻都盡全力活過，自然就不會有遺憾。未來自有安排，我們要做的，就是相信並坦然面對。

「我都有照醫師教的方法做了，但還是睡不著，怎麼辦？」

這時，我會建議患者——試著運動看看。

●克服癌症之「動技」——運動

早上起床後的6點至8點之間，建議至少步行30分鐘，如果時間允許，最好能走滿1小時，約等於4～5公里的距離。

步行時若能沐浴在晨光中，體內將會分泌一種稱為血清素的荷爾蒙。血清素是三大神經傳導物質之一，對情緒穩定具有關鍵作用，也因此被稱為「幸福荷爾蒙」。

這種血清素在約莫15小時後，會轉化為大家熟知的「睡眠荷爾蒙」——褪黑激素。而褪黑激素在分泌後3～4小時左右，就會讓人進入深層睡眠。因此，清晨步行其實是在為一夜好眠做準備，可見適度運動與優質睡眠之間是相輔相成的。

運動的好處不僅限於提升睡眠品質，還有一項對癌症患者尤其重要的效果：癌細胞非常不喜歡氧氣充足的環境。它們偏好缺氧與低體溫的體內環境，這也是為什麼有氧運動能對癌細胞造成壓力。

人體透過呼吸攝取氧氣，而細胞內專責能量製造的「粒線體」便會利用氧氣產生能量。癌細胞較少使用粒線體來進行能量代謝，但與之對抗的「淋巴球」則高度依賴氧氣。換句話說，體內氧氣濃度越高，淋巴球越活躍，對癌細胞而言就越不利。

東京醫科齒科大學附設醫院便是應用此一原理，推出「高壓氧治療」，利用高壓艙將高濃度氧氣輸送至全身組織與器官。研究顯示，該療法對子宮頸癌、子宮內膜癌、攝護腺癌等皆有正面效果。

雖然這類治療需要到配備高壓艙的醫療院所進行，但有一種免費、隨時可做的替代療法就是——運動。

那麼，究竟該怎麼運動才有效呢？即使身處市區，也請盡量選擇空氣清新、綠意盎然的地點進行步行，因為這樣的環境含氧量高，更適合身體修復。

清晨時段通常瑣事繁多，若實在只能擠出30分鐘時間，大約能步行2公里。若體力允許，建議在過程中加入1～2次100公尺的短距離衝刺。

這種衝刺不需要像田徑選手般拚命狂奔到氣喘吁吁，但請盡量使出全力跑一段距離，簡單來說，就是希望將無氧運動融入步行中。

步行屬於有氧運動；衝刺則是無氧運動，也就是在缺氧狀態下運用肌肉的運動形式。這會導致乳酸在肌肉中累積，而乳酸正是粒線體的重要養分。

癌細胞偏好分解醣類來產生能量，不依賴氧氣，因此粒線體數量偏少；反觀淋巴球擁有大量粒線體，而乳酸能促進其活性。透過無氧運動補充乳酸，便能間接強化免疫系統，打造對癌細胞不利的體內環境。

不過提醒大家，千萬別為了衝刺導致不慎跌倒或骨折，反而得不償失。也請別因不喜歡衝刺而乾脆放棄運動，那樣就本末倒置了。剛開始無法衝刺沒關係，全程以步行進行也一樣有效。

另外，也有些人誤以為運動越多越好，結果每天狂跑20公里。若是目標成為運動員自然無妨，但對癌症康復來說，過度運動反而會傷身，適度才是關鍵。

為了獲得更高品質的睡眠、強化淋巴球功能、遠離癌症、恢復健康，請務必讓運動成為生活的一部分。

癌症，其實就是錯誤生活習慣累積的結果。只要重新回歸能提升免疫力的健康生活方式，癌症也能從體內消失。

想要改變命運、對抗癌症、逆轉體內癌細胞不消失的宿命，關鍵在於讓「運動」成為你每日生活的主軸。

沒錯，只有讓「運」能夠真正「動」起來，命運才會開始轉動。

●克服癌症之「溫技」——加溫

我之所以推薦運動，還有一個重要原因，那就是能提升體溫。如同前述，癌細胞害怕高溫，偏好低體溫環境，而多數癌症患者的體溫確實偏低。這無異於提供了癌細胞最理想的生存條件。事實上，癌症正是從這種「適合癌細胞生存」的體內環境中滋長出來的。

相對地，當體溫上升一度時，免疫系統中的淋巴球活性會提升約40％，也就是說，提高體溫有助於身體對抗癌細胞。

然而，我在罹癌前的生活中，對這些基本觀念幾乎一無所知，從未認真思考過「保暖顧身體」的重要性。手術後，我開始反省過去的疏忽，並積極調整習慣、努力提升體溫。

我曾在前文提到，當時曾接受過「安可勝」、「高頻電磁波」、「英特波」等熱療機器的高溫熱療。據信癌細胞無法在超過42．5℃的環境中存活，因此，只要能將42．5℃以上的熱能傳送至癌細胞，就能有效抑制其活性。這就是所謂的「高溫熱療」。

但這並不代表低於42．5℃的加熱就沒有效果。透過提升HSP（熱休克蛋白）的產生，也能達到抗癌效果，這種方式被稱為低溫加熱。

在我嘗試過的眾多溫熱療法中，特別想推薦的是ＨＳＰ泡澡法。

ＨＳＰ（熱休克蛋白）是一種存在於所有細胞中的蛋白質，能夠在受熱時大量生成，具有修復基因、清除變性蛋白質的能力，同時也具備以下多種生理功能：

防禦作用（特別是抗壓能力）。

免疫增強作用（強化對癌細胞的免疫力）。

抗發炎作用。

分子伴護功能（協助蛋白質正常運作）。

ＨＳＰ泡澡法便是促進熱休克蛋白產生的最有效沐浴方式。

這裡介紹一位權威專家：

【伊藤要子】

ＨＳＰ專題研究所所長、日本高溫熱療學會認證教育指導者、醫學博士，曾任愛知醫科大學副教授、修文大學健康營養學院教授。

伊藤教授可說是HSP研究領域的權威。與其由我說明，不如直接參考她官網上對HSP泡澡法步驟的說明，以下為其概要：

1. 預先準備：將浴巾與換洗衣物放在隨手可及處。
2. 加溫浴室：打開浴缸蓋板，或用蓮蓬頭熱水沖淋地板與牆壁，使浴室暖和起來。
3. 預熱身體：從遠離心臟的部位開始（如手腳），依序淋熱水。
4. 泡入浴缸：緩緩將腳、手、身體浸入浴缸中。
5. 監測體溫：泡澡同時測量口腔溫度，以上升至38℃為理想目標。
※水溫與泡澡時間建議如下：42℃→浸泡10分鐘、41℃→浸泡15分鐘、40℃→浸泡20分鐘
※若使用促進血液循環的泡澡包：40℃→浸泡15分鐘
6. 泡後保溫：離開浴缸後，務必保溫10～15分鐘。

※最關鍵的是泡完後的「保溫階段」。HSP會在體溫維持37℃以上時大量產生，因此，請確實擦乾身體、立即穿上衣物，避免熱氣流失。冬天請待在暖房中，夏天則盡量先別開冷氣，維持身體暖度至少10分鐘。

喝水時也請避免冷飲，選擇常溫或熱飲為佳。若想喝冷飲，請等身體完全保溫結束後再飲用。

更多詳細資訊可搜尋「HSP泡澡法」了解。

除了「安可勝」、「英特波」等高溫熱療設備，這類低溫加熱法（如HSP泡澡法）同樣有效，而且由伊藤教授建立、具備科學依據。對於本就免疫力低落的癌症患者而言，加上化療與放療的雙重壓力，更顯得需要以「提升免疫」為首要目標。

將低溫加熱療法與放射線治療、免疫療法等主流療法併用，會產生更佳的療效。不論是全身加溫還是局部加熱，都是有效策略。

此外，日常生活中的「保暖意識」也不可或缺。我個人非常重視不讓身體著涼，不建議為追求流行而讓穿著過於涼爽。尤其是要避免下半身受寒，穿上襪子是基本。夏天冷氣普遍開放，我也會穿襪子，防止寒氣從腳底入侵。

同樣地，冷飲也請盡量避免。冰涼透心的飲品或冰淇淋，對年輕人或許影響不大，但對其他年齡層，尤其是癌症患者來說，則應格外小心。

●克服癌症之「食技」——飲食

手術後，為了防止病情復發，我最先著手改變的就是飲食習慣。所謂「飲食與健康息息相關」的說法其實還不夠直接，應該說：「食物就是構成我們身體的原料」。

換句話說，吃進肚裡的食物，就是身體本身。

大家都知道，癌細胞是身體的一部分。也就是說，癌症的發生與我們每天所吃下的食物密不可分。這一點其實很簡單，想要改變容易罹癌的體質，就必須從飲食習慣開始調整。

這番話，是我經歷癌症之後的肺腑之言。事實上，許多西醫出身的醫師並不具備營養學的專業知識。身為曾在外科工作的我，在罹癌之前對「吃」這件事也幾乎毫無概念。

在醫院工作期間，早餐總是在家草草解決，午餐則趁著門診空檔吃泡麵，肚子餓時還會吃點零食充飢。若能回家吃晚餐，太太總是貼心地親手準備；但若值班時，我大多靠豬排蓋飯、咖哩飯或各式速食果腹。泡麵、零食來者不拒，熱炒、炸物、麵類與肉類更是我的最愛，簡直和發育期的高中男生沒兩樣。

手術後，我便戒除了這些不健康的飲食習慣。我太太本身是過敏體質，一向注重健康飲食。她告訴我：「腎臟是過濾器官，應盡量減少對腎臟造成負擔的鹽分攝取」，於是提倡徹底減鹽。

不過她實施的並不是「減鹽」而是「無鹽」。像是完全沒放味噌的味噌湯……其實只能算是清湯而已。儘管這是太太為了我的健康而精心準備的料理，但老實說，真的讓人難以下嚥（笑）。

我的食量因此大幅減少，體重也比手術前輕了18公斤。隨之而來的，是進入一種「不吃也無妨」的狀態。這是我人生中一段非常珍貴的經驗——原來不進食，比進食還讓身體感到輕鬆。反而在吃完東西後，會覺得想睡、身體沉重。我深刻體會到，進食這件事，與其說是在補充能量，不如說是會消耗能量。

「習慣」的力量實在驚人。我的身體逐漸適應了即使不進食也能維持運作的狀態，彷彿成了一名「不食者」。不過，我也擔心若再這樣持續下去，會不會真的走上餓死一途。甚至開始思考，以前最愛的肉類料理，即使此生再也不吃，也無所謂了。想到這裡，便感到一絲不安。

自從手術後，我就完全沒碰過肉類。有天一時興起，瞞著太太走進了牛排館。原本擔心吃不下，沒想到卻吃得津津有味，這才放下心來（笑）。

縱使如此，我也慢慢習慣了減鹽飲食，味覺也隨之產生改變。特別是對俗稱「味精」的麩胺酸與其他化學調味料變得極為敏感。雖說這些化學合成物確實能創造出鮮味，但現在只要一入口，我立刻就能察覺。

隨著術後時間拉長，我開始在料理中稍微加入醬油或鹹味調味。不過，與過去相比，我對鹽分攝取的控制明顯謹慎許多。偶爾還是會吃些肉，但魚類已經成為我飲食中的主角。垃圾食物則已徹底戒除。

術後經過13年，太太如今也不再如當初那般嚴格控管我的飲食。加上她本身是大力推廣中醫的醫師，經常親自為我烹煮藥膳料理。

以咖哩飯為例，她會將各種香草植物研磨後混合調製，味道媲美斯里蘭卡當地的道地風味；又或是以雞蛋製作布丁等甜點，也是她的拿手好菜。不過話說回來，我偶爾還是會懷念佛○特咖哩或固○果布丁（笑）。至於酒類，僅在聚餐等場合淺酌一杯而已。

總之，這一切都要感謝我的太太。

接下來進入正題。如前所述，癌細胞源自於我們自身的細胞，其生長所需的營養，正是我們日常所攝取的食物。相對地，負責對抗癌細胞的免疫細胞也同樣仰賴這些食物獲取養分。

因此，我在指導患者進行飲食療法時，首先會傳達一個最核心的觀念，那就是「對食物心懷感恩」。基本上，所有進入口中的食材都無罪可言。它們皆是捨身奉獻，成就我們血肉之軀的生命體。偶爾會聽人說「吃這種壞東西會致癌喔」，這樣的說法其實是在褻瀆食材。設想一下，若你是某種食材，不僅失去了性命，還被人罵作「壞東西」，你還會願意心甘情願地成為他人養分嗎？因此，我們應當懷抱謙遜與感謝之心對待每一道餐食，理解「吃」這件事就是承接其他生命的延續。

第二個重要的觀念是：「飲食＝身體」這個等式。請允許我再三強調，我們的身體是由所吃的食物、喝下的水、呼吸的空氣所構成，除此之外，別無他物。更進一步來說，癌細胞原本也是正常的身體細胞變化而成，因此「飲食＝身體＝癌細胞」的邏輯是成立的。由此推導，「飲食＝癌症」也就不是危言聳聽。

如前所述，所有食材本身並無罪過，但癌細胞卻對某些食物特別偏好，也對某些食物特別厭惡。因此，在對抗癌症的飲食管理上，應盡量避開癌細胞喜愛的食材，多攝取其討厭的食物，這是極為關鍵的方針。

●癌細胞喜愛與厭惡的食材

癌細胞的養分來自我們日常的飲食。那麼，癌細胞與正常細胞究竟有何不同呢？答案是：癌細胞特別喜歡醣類，而且所需的營養量為正常細胞的4～8倍。也就是說，它們會搶奪本該供應給正常細胞的養分，導致周遭的正常細胞營養不足，甚至餓死。當癌細胞不斷增生，代表正常細胞正持續被剝奪生機。這也是癌症之所以致命的原因之一。

因此，第一步就是減少醣類的攝取。醣類分為兩種：一種是有甜味的（如糖果、甜點），另一種則是不帶甜味的（如白飯、麵條等澱粉）。甜味醣類，特別容易讓人上癮，具有紓壓與愉悅效果，因此要病人「別吃零食」，無異於「不准你快樂」，是一種極大的挑戰。

可對癌細胞來說，這些甜味零食正是它們的「活力來源」。如果罹癌者過去習慣以零食紓壓，那麼戒除零食將是一項有效的治療策略。相對地，若患者本來就不嗜甜，也不必過度忌口。至於烹調用的糖，則應避免使用精製白砂糖，改用黑糖、寡糖、蜂蜜或楓糖漿等天然甜味來源為佳。

另一類無甜味的醣類包括白米、根莖類蔬菜等。這些食材雖不帶甜味，卻也是癌細胞的最愛。特別要注意的是精製白米與白麵粉，建議以糙米、胚芽米、五穀米、雜糧米等未精製的穀物取代。這些未加工穀物雖不易消化，但在適量攝取下對身體益處良多。

有些情況下，若患者腸胃功能較弱，也可建議少量攝取白飯，視個別狀況而定。

至於根莖類蔬菜，雖屬醣類，不過因富含膳食纖維、吸收速度慢，比較不易造成血糖飆升，因此無須過度排斥。

此外，飲料類的糖分攝取應特別小心。尤其是使用大量精製砂糖製成的甜飲，會造成血糖急速上升，增加胰島素負擔。建議以礦泉水或經淨水器過濾的水為主。

再來談談肉類。挑選安全的肉品，首先要了解該動物的飼料來源。若牛、豬等食用動物是以含抗生素或生長激素的飼料飼養，殘留的藥物也會進入人體；同理，飼料栽培過程中是否使用農藥也不容忽視。綜合考量之下，若實在想吃肉，建議選擇牧草飼育的放牧肉品，或是野生動物的狩獵肉較為安全。

牛奶則來自懷孕中的乳牛，其乳汁中可能含有雌激素、黃體素等荷爾蒙物質。若患者罹患的是荷爾蒙依賴型腫瘤（如乳癌、攝護腺癌等），飲用牛奶恐帶來不良刺激。起司與優格為發酵食品，相對安全，但仍建議適量為宜。

由於環境荷爾蒙會融於脂肪，因此我個人食用肉類時會避開肥肉部分。

我也會建議癌症患者，原則上避免攝取紅肉（牛、豬等），因紅肉所含鐵質會促使體內產生活性氧，這類物質具有高度致癌性。除非患者有嚴重貧血，不然不建議攝取紅肉。若真想吃肉，選擇雞肉或魚類會是更佳選項。

魚類方面，以野生外洋洄游的青背魚（如秋刀魚、沙丁魚）為最佳，亦可選擇竹筴魚、鯖魚。不過須留意，日本近海魚類常受環境汙染（如農藥、戴奧辛）影響。青背魚富含ＥＰＡ、ＤＨＡ，能幫助清除壞膽固醇，是抗癌飲食的重要一環。

癌細胞討厭的食材，也就是我們應積極攝取的食物類型，包括：

黃綠色蔬菜、根菜類、海藻類、菇類、豆類、發酵食品。

這些食材可以說是天然的抗癌藥。

根據由美國國家癌症研究所發表的——「計畫性食品金字塔（Designer Foods Pyramid）」，這些食物依防癌效果高低列出等級，越接近金字塔頂端的，越具防癌效果。研究也發現，蔬菜經汆燙處理後，抗氧化物質的活性更高，有助於提升防癌效果。

此外，水果中也富含具有高度防癌效果的植化素。英國在百餘年前便流傳著一句諺

有防癌效果的食材

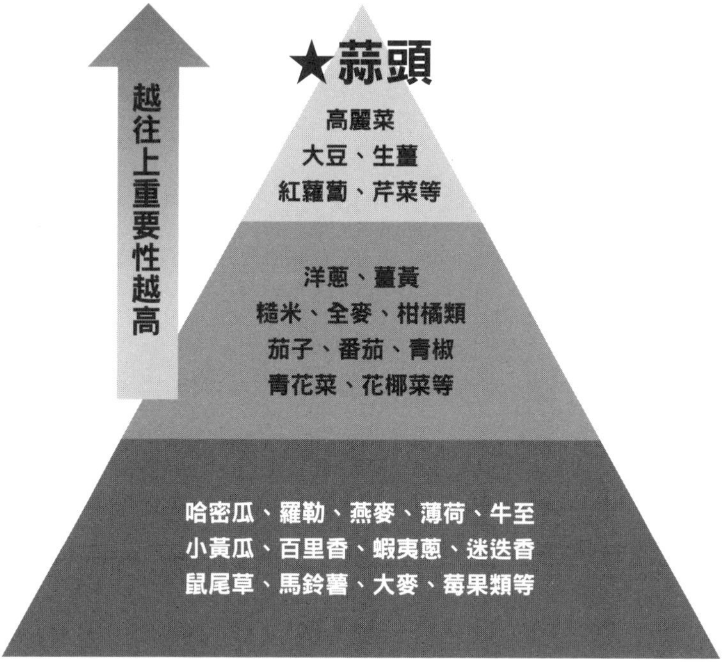

計畫性食品企劃（Designer Foods Program）
1990年美國國家癌症研究所

語：「一天一蘋果，醫生遠離我。」若能選擇無農藥栽培的水果則更為理想。植物在自然環境中需對抗各種細菌與真菌，為了自我保護而生成的物質，正是植化素。攝取這些天然防禦機制所產出的成分，便能有效發揮抗癌作用。尤其無農藥栽培的植物所含的「沙維司醇（salvestrol）」更具有強大的抗癌潛力。

據研究指出，蘋果皮含有最多的植化素，其次是果核，最後才是果肉。因此，建議癌症患者可依照「皮→核→肉」的順序完整食用一整顆無農藥蘋果。若覺得直接食用會有困難，也可將蘋果切成不規則形狀後，用果汁機（非調理機）打成果汁飲用。無農藥蘋果並不容易取得，若為市售蘋果，則務必以流動清水充分清洗，或使用去除農藥的專用產品處理，以降低農藥殘留風險。

●果汁與湯品的建議做法

在門診中，我經常向癌症患者推薦自製蔬果汁與湯品，以下便替各位介紹幾種果汁與湯品的調理方式。

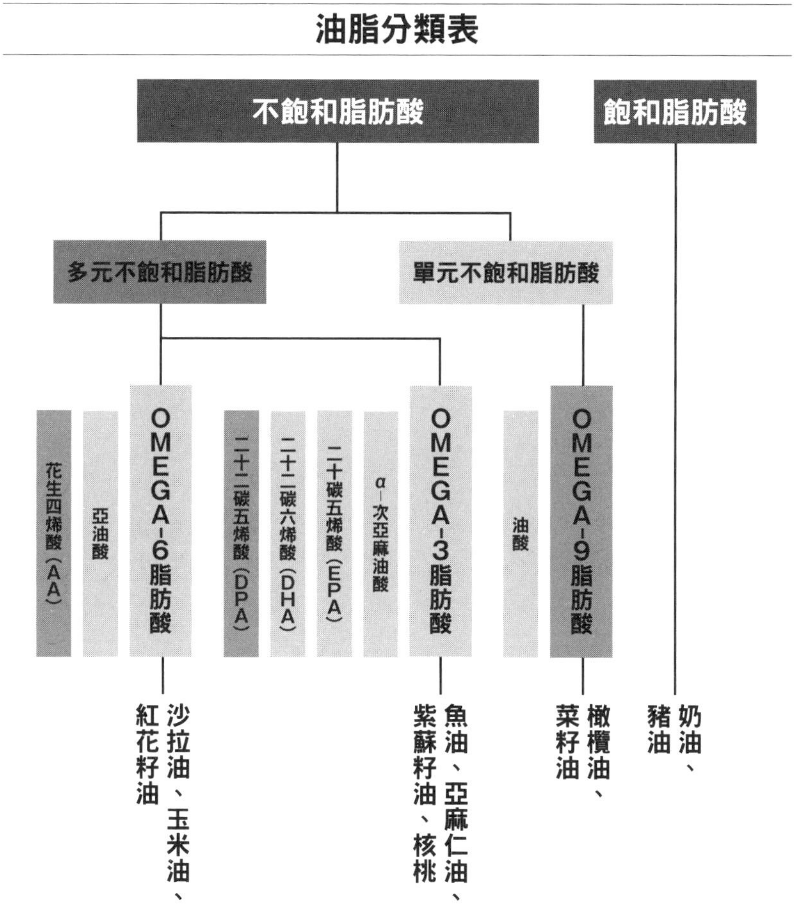

摘自佐藤典宏醫師（產業醫大講師）網頁

【果汁配方】

使用三根無農藥紅蘿蔔、一顆蘋果與半顆檸檬，以果汁機（請勿使用食物調理機）打成汁。若作為防癌保健，每日建議飲用200毫升；若為癌症患者，則建議每日攝取400～800毫升。

【蔬菜湯做法】

準備五種以上的蔬菜（包含葉菜）切大塊或條狀，加入海藻、香菇與豆類，不加任何調味料，熬煮30分鐘至1小時。初期可能會覺得味道清淡，請嘗試適應天然風味，讓味蕾重拾對純食材的感受。

若需調味，建議使用味噌、醬油、高湯粉或咖哩粉等天然調味料。味噌與醬油等發酵食品含有植物性乳酸菌，較不易受胃酸破壞，對腸道健康與癌症預防均有益處。使用鹽分時應避免精製鹽（氯化鈉濃度超過95％），改選富含礦物質的岩鹽或日曬天然鹽，可降低過多鈉攝取帶來的健康風險。

再來是關於油脂的選擇。不飽和脂肪酸中的OMEGA-3被認為對健康最有益，因其具備抗發炎作用。富含OMEGA-3的食物包括青背魚中的EPA、DHA，以及亞麻仁油與紫蘇籽油等植物油。橄欖油則富含OMEGA-9，不易氧化，即使加熱也相對穩定，因此非常適合日常使用。至於其他容易氧化的油脂，則不建議癌症患者食用。

在癌症預防的飲食建議中，食物研究家、醫學博士吉村裕之提出了著名的飲食口訣：「豆堅藻菜魚菇根」。

我以上述口訣為基礎，再加上了優格的「優」，成為「豆堅藻菜魚菇根優」。這句口訣可幫助我們記住各類防癌好食材。

●推薦使用「蒸、煮、燙」等低溫烹調法

過量的活性氧會導致細胞基因氧化並誘發癌變，而「糖化」現象也是一大風險。糖化可視為食物被「烤焦」的狀態，會產生糖化終產物（AGEs），這類物質被證實具

有致癌性。

因此，相較於高溫直火的烤、炒、炸，建議多採用蒸、煮、燙等方式進行烹調。特別是「蒸」能最大程度保留植化素等營養成分。若選擇燉煮，湯汁中也會殘留大量營養，成為名副其實的「植化素湯」。

即使是同一種蔬菜，經高溫炸製或烘烤後依舊會產生較多ＡＧＥｓ（呈現金黃焦脆狀），不利健康；反之，以煮或燙的方式處理則有助於提升食材的抗氧化力，達到防癌效果。

●進食順序的重要性

除了食物本身，進食順序也會影響健康。血糖的快速飆升不僅與肥胖有關，也可能促進癌細胞的生長。

以一份烤魚定食（秋刀魚、蔬菜、白飯、湯）為例，理想的用餐順序為：先喝湯或吃蔬菜→接著吃魚（蛋白質）→最後才吃白飯（醣類）。這樣的順序可使血糖穩定上升，

【豆堅藻菜魚菇根】飲食對應一覽表

豆	豆類	大豆、紅豆等豆類
堅	堅果	芝麻、核桃、杏仁等堅果類
藻	藻類	海帶芽、昆布、海苔等海藻類
菜	蔬菜	各類葉菜與根菜
魚	魚類	特別推薦小型青背魚
菇	菇類	香菇、鴻禧菇等菇類
根	根莖類	芋頭、馬鈴薯、番薯等根莖類

吉村裕之博士（醫學博士．食物研究家）提倡

胰島素更有效發揮作用，亦符合和食文化所重視的飲食節奏。

再舉一碗烏龍麵為例，因其GI值偏高，建議搭配如天婦羅、月見蛋或炸豆皮等配料，有助延緩糖分吸收，避免血糖迅速上升。

脂肪並不是肥胖的主因，真正令人發胖的是醣類，攝取過量不僅會造成脂肪堆積，也會為癌細胞提供養分。因此，術後患者若有「想變胖」的想法，仍應審慎處理卡路里攝取，避免過度增重。

●斷食的益處

腸道被譽為「第二大腦」，其健康與否直接影響人的體質、情緒乃至思維。甚至有學者認為腸道菌群本身就構成一個「器官」，並可透過飲食方式改變其組成。

我們體內的細胞數約為38兆至60兆，而腸道細菌數量則多達100兆，且變化劇烈。研究指出，腸道菌群的變化不僅會影響體能，甚至能改變性格與行為模式。例如，將活潑老鼠的糞便餵食給文靜老鼠，後者也會變得活潑起來，反之亦然。這種實驗結果也促成了「腸道菌叢移植手術」在醫學上的發展。

腸道環境會隨飲食改變，若想改善體質，必須從飲食入手。斷食是一種有效重整腸道菌群、排除宿便的方法。配合植物性飲食，有助於建立新的健康腸道環境。

此外，若常放臭屁或糞便呈黑色下沉，也顯示腸道環境不佳。垃圾食物、速食、飲食不定時皆會導致這類問題。

我在開始打坐斷食後發現，即便偶爾吃肉，也不再放臭屁了。健康狀況良好時，排出的糞便會浮在水面上。宿便的主要成分來自小腸內的多餘黏液。以體重約60公斤的成年人為例，體內可能積有2～4公斤宿便。當飲食不健康、攝取過多食品添加物或化學物質時，腸道黏膜會受損，腸道為自保而分泌更多黏液。壞菌在黏液中繁殖後，會產生硫化氫、氨等有害氣體，對身體極為不利。

日本小學至今仍提倡「早睡早起吃早餐」作為生活教育口號，然而從東洋醫學觀點來看，清晨屬於排泄時間，因此也有學派主張不應在此時用餐。

無論一天吃幾餐，重點在於規律的用餐時間。維持生活節奏與生理節律的穩定，才是健康的關鍵。若作息規律，自然會在需要補充能量的時刻產生飢餓感。

此外，建議晚餐應在就寢前三至四小時前完成，避免睡前進食，減輕腸胃負擔。宵夜與零食會增加內臟負荷，請務必避免。

除了進食時間之外，進食的「量」同樣值得關注。其實，飲食量與癌細胞的增生速度息息相關。畢竟食物也是癌細胞的營養來源，吃得越多，它們就越活躍。即便是再優質的食物，過量攝取對身體也可能造成負擔。希望讀者能建立「食過即為毒」的觀念。

所有食物基本上都可能附著細菌或黴菌，像是生菜沙拉、壽司等更是不在話下。雖然我們體內的免疫系統（例如顆粒球）會發動攻勢將這些外來病原消滅，但在此過程中，體內也會產生大量「活性氧」。進食量越大，產生的活性氧也越多，而這些活性氧正是促使癌變與老化的重要因素之一。

研究顯示，只要日常進食量減少20～30％，就能夠活化長壽的基因——去乙醯酶（Sirtuin），進而延緩老化。相對地，暴飲暴食者的老化速度顯著加快，且肥胖也被明確列為癌症的危險因子之一。

近年醫學界也發現可活化去乙醯酶的天然物質，即存在於葡萄皮下的植化素「白藜蘆醇（Resveratro l）」。因此建議選擇無農藥葡萄，或在徹底清洗處理農藥殘留後，連皮一起食用。

我個人的早餐習慣非常簡單，通常只喝一碗未加調味料的蔬菜湯。有時則是來一杯紅蘿蔔汁、一碗納豆拌海帶根，甚至僅以一顆橘子果腹。總之，貫徹「少量原則」是我日常飲食的基本原則。

為什麼只吃這麼一點點？這是根據東洋醫學「早上是排泄時段」的觀點而來。順道一提，佛教也有「過午不食」的戒律。

斷食的基本方式有兩種。

一日斷食：不吃早餐與午餐，只於晚間進食，隔日再禁食早餐與午餐，晚間再進食，如此即達到24小時斷食。

半日斷食：僅不吃早餐，晚上進食；隔日上午繼續空腹，直到中午才進食，形成持續12小時以上的空腹狀態。

無論是調整進食時間還是進食量，其實都呼應了身體原本的運作機制，目的都是為了創造空腹狀態，促進代謝修復。

我至今每年仍會參加三次、每次三天的「打坐斷食營」，這是由我所屬的船戸診所主辦。活動為期三天兩夜，參加者從週四晚餐後開始禁食，只能飲水。週五白天正常上班，晚上六點集合，開始進行規律打坐。流程為：打坐20分鐘、休息40分鐘，反覆進行。到週日早上九點，以溫和方式吃下斷食後的第一餐，隨後飲用三至五杯酸梅湯進行腸道「沖洗」，以排出宿便。

即便僅僅是三天兩夜的短期斷食，不過多數參與者都會感受到體力耗盡，然而在復食後卻又能迅速恢復精神，深刻體會到日常能量確實源自飲食。

在恢復進食時，儘管只是普通的燉蘿蔔或生菜，味道也會鮮美得讓人驚嘆，從內心對「食物」產生深深的感激。

打坐斷食結束後的一週內，建議仍維持少食原則，並避免飲酒與食用肉類。要讓腸道內層的黏膜煥然一新，僅攝取少量的優質食材才是正確方式。

此外，斷食之後味覺會變得更加敏銳，連原本熟悉的食物都會讓人有全新體驗。例如生吃紅蘿蔔時，會被那股清甜的香氣深深感動。其實紅蘿蔔一直沒變，是我們的身體與感官產生了巨大的轉變。

即便只是一天的禁食或輕食，也是一種非常有效的保健法。雖然成效因年齡與體力而異，可對於身體健康的人來說，我強烈建議可嘗試此法。給腸胃「放個假」，能有效提升整體免疫力。

不過，若是末期癌症患者，則需謹慎評估。儘管醣類是癌細胞的最愛，但若患者體能低下、無法進食，可能會進一步削弱體力。因此在營養攝取上必須平衡，避免營養不良。

在執行斷食療法前，癌症患者應諮詢主治醫師意見。但遺憾的是，目前醫界中真正能針對「飲食與營養」提出專業建議的醫師並不多。正如本章前言所述，許多西醫師並未接受過系統性的營養學教育。

若主治醫師對食療方面不甚熟悉，建議可另尋營養師協助，或尋求對飲食療法有深入研究的醫師協助與諮詢。

●克服癌症之「笑技」——歡笑

以下是我某天在門診與一位患者的對話——

「醫生，我跟你說喔，我老公真的是氣死我了！」

「那妳去賣玩具的地方買個塑膠球棒和沙灘球。」

「買球棒和球？什麼意思？」

「火大時，就拿球棒狠狠打那顆沙灘球啊～（我還現場示範動作）就像這樣！」

「我還以為你要講什麼大道理呢！好蠢喔！哈哈哈！」

「也可以換成大罐子唷。」

「你又亂說話了！」

「把大罐子埋在院子裡，記得蓋緊蓋子。等覺得火大時，就打開蓋子，對著裡頭大喊：『王八蛋——』然後立刻再蓋上！」

「哈哈哈哈哈！醫生你真的很搞笑耶！要是讓我老公發現我準備的球棒跟罐子該怎麼辦啦！」

「這麼說也對……那妳一個人去唱KTV吧。」

「自己去唱KTV？這建議不錯耶。」

「就算唱得很難聽也沒關係。」

「亂講，我唱歌明明很好聽！」

「哈哈哈哈！」

「哈哈哈哈哈！」

我經常在看診時與患者聊些輕鬆的話題，談天說笑。我認為笑比任何藥物都有效，是提升免疫力的最佳良方。當免疫力增強，癌細胞自然會被清除。當人戰勝病魔、重新找回人生的喜悅時，這份喜悅會透過笑容呈現。因此，笑既是方法，也是康復的指標。

這可不是憑空說說或僅靠精神鼓舞而來的結論。對經常閱讀癌症相關書籍或網路資料的讀者來說，我說的這些應該早就耳熟能詳：笑能活化免疫機能，是有實證依據的事實。

舉例來說，岡山縣倉敷市昴星診所的院長——伊丹仁朗醫師，曾經在『難波豪華花月劇場』進行實驗，觀察觀賞搞笑相聲表演是否會對「NK細胞」產生影響。這種NK（自然殺手）細胞，是體內對抗癌細胞的關鍵淋巴球之一。

結果證明，歡笑確實能活化NK細胞的功能。而且笑的影響不僅限於提升免疫力，甚至對於免疫反應過度引起的結締組織疾病也有療效。

以下是幾項與「笑」相關的實驗報告，也非常引人關注。

- 笑能改善異位性皮膚炎、氣喘、花粉症等免疫過敏性疾病。
- 笑能緩解風濕性疼痛（白血球介素－6指數顯著下降）。
- 母親帶著笑容哺乳，可減少嬰兒的過敏反應。
- 笑可改善憂鬱情緒。
- 笑有助於降低血糖，改善糖尿病的狀況。
- 笑能延緩失智症惡化。
- 笑可減少造成發炎惡化的因子，並增加抑制發炎的物質。
- 不常笑的人罹患失智症的機率，是常笑者的四倍左右。

此外，就算心情不好、沒有真的感到開心，只要「裝出笑容」，也能有效啟動免疫反應。

我將這個做法稱為「儘管笑」，意思是：就算當下不開心，儘管如此，也要笑一笑。當人真正快樂、有趣時，笑是自然的反應；但在感到憤怒、沮喪時，若能刻意選擇以笑面對，這才是真正的「儘管笑」。

哭泣同樣是很好的釋放方式。其實，哭並不是笑的對立面，兩者本質相同，都是將情緒向外釋放。無論是大笑還是大哭，都是在紓解壓力，是身體與心靈的自我清理。淚水可以融化癌細胞，請不要壓抑情緒，盡情哭出來、笑出來吧！

憤怒的情緒也不應該一味壓抑。生氣時就讓自己好好生一場氣也無妨。然而，若每次都將怒火盡情爆發，不但會損耗身心，也會破壞人際關係。特別是我們很少會對動物或大自然動怒，通常都是「對人」感到憤怒，這種時候就請「儘管笑」。

●癌細胞所厭惡的一日作息

以下是實踐「五大準則」時，我建議的理想一日生活作息，請參考。

●早上6點起床。

●進行步行等有氧運動（若能加入適度無氧運動更佳）。

●早餐以少量蔬菜湯等富含植化素的食物為主（若進行一日或半日斷食可省略）。

●白天從事工作或興趣活動，讓生活充實且有樂趣。

●午餐以蔬菜為主，注意營養均衡（若為一日斷食則省略）

●晚餐同樣以蔬菜為主，營養均衡。

●晚上與家人共處，或從事興趣以放鬆身心。（記得多笑！）

●泡澡進行HSP溫熱療法，確實為身體升溫與保溫。

●就寢前90分鐘不接觸藍光（遠離所有電子產品）。

●晚上10點準時上床睡覺。

這就是所謂「癌細胞最討厭的一日作息」，能讓癌細胞無法立足。相信各位也可以察覺，這樣的生活不僅有助於抗癌，同時也能預防與改善各種慢性疾病。

但最關鍵的是：這樣的作息必須日復一日地持續下去，也就是「習慣化」。要培養出這樣的生活節奏，至少需要三個月時間，才會逐漸看到明顯的成效。請記住，規律的生活作息，是預防癌症最根本也最重要的關鍵。從明天開始，就實踐起來吧！

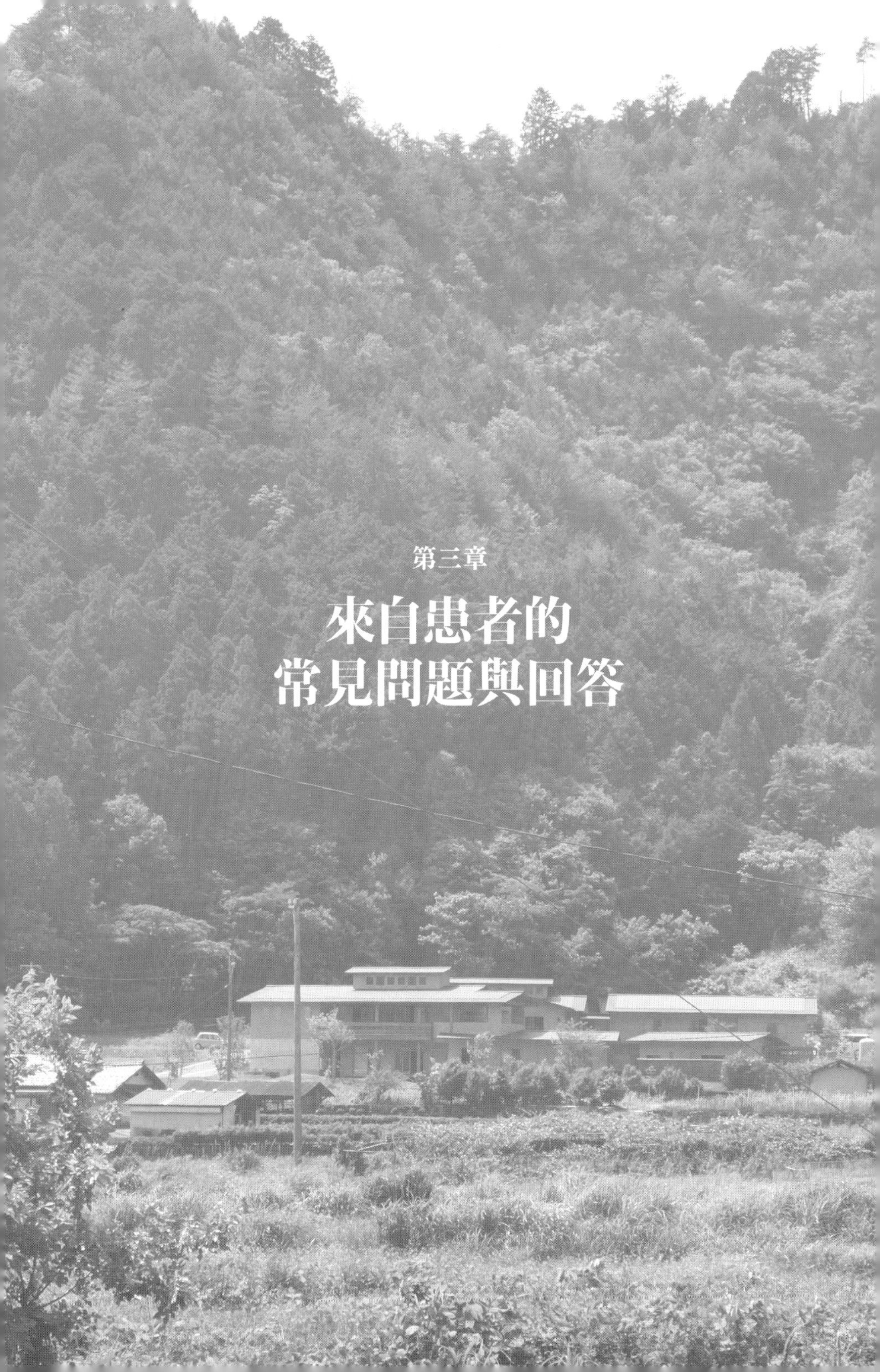

第三章

來自患者的常見問題與回答

●為何會得癌症？

這是許多患者最常提出的疑問。接下來，我將從頭到尾為大家系統性地說明一次。

在現今的西方醫學體系中，癌症的發生已被確認與基因異常有密切關聯。研究顯示，當致癌基因、抑癌基因，以及DNA修復基因等功能失常（即基因突變）時，就會導致細胞癌化。

正常情況下，若細胞的基因受損且無法修復，細胞原本應該啟動「細胞凋亡」（apoptosis）機制自行走向死亡；然而，如果這個程序未能順利執行，該細胞便會異常存活，進而成為「不死化」的細胞，也就是癌細胞。

進一步觀察癌細胞的增生情況會發現，它們其實都來自同一個母細胞，也就是所謂的「克隆細胞（clone）」。換句話說，原本應該死亡的細胞因某些原因倖存下來，不僅沒有死亡，還持續進行細胞分裂，最終演變成龐大的惡性腫瘤。

據估計，直徑僅一公分的惡性腫瘤中，就含有約十億個癌細胞。癌細胞與正常細胞不同，它們需要攝取大量能量，於是便掠奪周圍正常組織的養分，導致這些組織因營養不良而逐漸衰竭、死亡。這種現象稱為「癌症惡病質」。此外，癌細胞還具備「轉移」的能力，能在體內四處擴散，進一步削弱身體機能，使營養不良情況更加惡化，最終導致宿主——也就是人體——因飢餓而死，這就是癌症的成長機制。

總結來說，癌症是由於「基因突變的累積」所導致的疾病。但話說回來，若只要避免基因突變就能防癌，那我們是否就能遠離癌症呢？可惜，現實並非如此簡單。畢竟基因並不是毫無誤差的機械裝置，它們時時刻刻都可能發生變異。

現在常聽人說「兩人之中就有一人會罹癌」，但嚴格來說這種說法其實並不正確，事實是所有人每天都在產生癌細胞。

有研究指出，人體每天會生成約2880個癌細胞（以一天24小時，每60秒產生2個來計算），甚至有學說認為一天可能高達5000至6000個。

也就是說，癌細胞的生成是日常現象，人人都有。不過我們體內的免疫系統，特別是淋巴球等白血球，會即時識別並剷除這些異常細胞，讓癌細胞來不及擴張。

然而，統計數據顯示，仍有約半數的人未能順利清除這些癌細胞，最終導致癌症發生。為什麼會這樣？關鍵就在於——淋巴球的免疫功能被干擾了。

淋巴球的活動受體內荷爾蒙與自律神經（交感神經與副交感神經）的調控，而這兩者又與日常生活習慣息息相關。簡單來說，可以用以下過程歸納癌症形成的連鎖反應：

不良生活習慣導致荷爾蒙與自律神經失調（即使患者自己並未察覺）

↓

荷爾蒙與自律神經失調讓淋巴球運作受阻

↓

淋巴球無法正常運作，以致當日產生的癌細胞無法全部清除

↓

不良習慣日復一日，使未清除的癌細胞逐漸累積

↓

累積到一定程度後正式罹癌

由此可見，癌症的真正元兇就是不良的生活習慣。這也正是為何我們說——癌症是

一種典型的生活習慣病。

那麼，所謂的「不良生活習慣」究竟指的是什麼呢？在第二章中，我已經做過初步說明，以下將進一步統整。

●睡眠不足（睡眠負債）

淋巴球中的兩大「癌細胞剋星」分別是ＮＫ細胞（Natural Killer，自然殺手細胞）與ＣＴＬ細胞（Cytotoxic T-Lymphocyte，細胞毒性Ｔ淋巴球）。要讓這些細胞活性充沛、發揮最大效能，首先得活化自律神經的運作。

淋巴球主要受副交感神經的支配，但若能在此基礎上適度搭配交感神經的活性，產生「張弛有度」的生理節奏，便能大幅增強其功能。

簡單來說：白天保持精神飽滿、晚上好眠熟睡，是活化淋巴球的基本條件。

淋巴球多在副交感神經占上風的夜晚發揮作用，也就是說，當我們透過睡眠讓身體進入修復模式時，淋巴球會在體內默默執行癌細胞的清除工作。而在所有促進免疫系統功能的方法中，沒有任何手段比「高品質睡眠」來得更加有效。

然而在現代社會，睡眠不足早已成為普遍現象，也讓身體無法爭取足夠時間來啟動自癒機制，成為癌症風險不容忽視的關鍵因素之一。

●錯誤的飲食習慣

人體的組成來自什麼？答案不言而喻，是「細胞」。而這些細胞，無一不是透過每日飲食所建構而成的。換句話說，身體＝飲食、細胞＝飲食、淋巴球＝飲食。若想培養更強健有力的淋巴球，就必須從飲食下手。然而遺憾的是，現代人不僅難以做到健康飲食，甚至還會反過來選擇癌細胞偏愛的食物，使情況更加惡化。

●導致體寒的生活習慣

多數癌症患者的體溫偏低，這正好營造出癌細胞喜愛的生存環境。癌細胞不耐高溫，喜歡低體溫、缺氧的狀態。若生活型態導致長期體寒，將無形中幫助癌細胞在體內穩定生長。

●運動量不足

缺乏運動亦是癌細胞的溫床。有氧運動可以提高體內氧氣濃度，而淋巴球的活性與氧氣密切相關。相對地，癌細胞則極度厭氧。換句話說，運動能強化免疫系統，對抗癌細胞。而運動不足，則等同讓癌細胞處於安逸環境，無憂無慮的長大。

●缺乏笑容的生活習慣

第二章中已說明，歡笑能提升免疫功能，是對抗癌症不可或缺的力量。值得一提的是，許多癌症患者性格偏向認真、壓抑，具有所謂的「3G」（三硬）傾向——硬撐、硬拚、硬脾氣——這些特質常讓他們較少發自內心地開懷大笑。

●吸菸與飲酒

根據世界衛生組織（WHO）統計，約有30%的癌症發生與吸菸有關。吸菸的危害已無庸贅言。至於飲酒，雖然有研究指出少量飲酒有助於活化淋巴球，可若攝取過量，

癌症形成機制與治癒機制概要

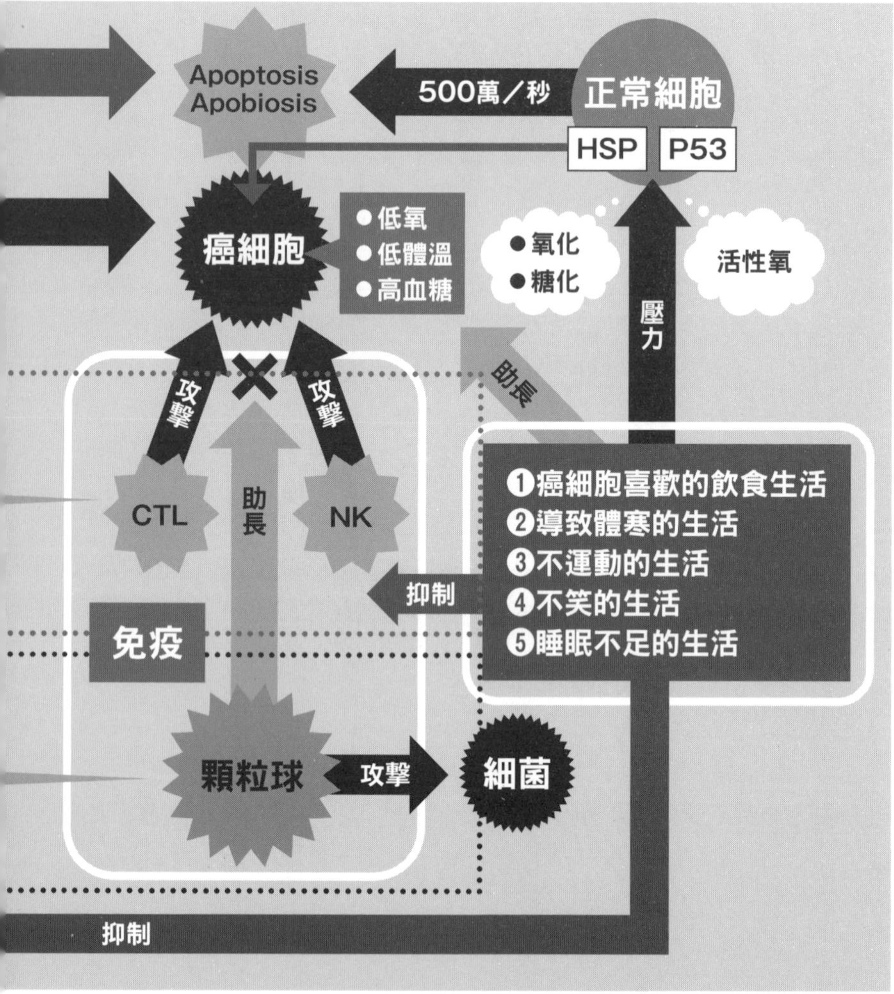

癌細胞的效果，另一方面也會對正常細胞、免疫系統、神經系統、精神層面造成傷害。大多數的輔助與替代醫療旨在強化人體原有的免疫力。比方說，身心放鬆的優質睡眠能活化副交感神經與淋巴球來擊退癌細胞。

（筆者係根據已故安保教授講義製圖）

P53：抑癌基因之一、HSP：熱休克蛋白、Apoptosis/Apobiosis：細胞凋亡
CTL：細胞毒性T細胞、NK：自然殺手細胞

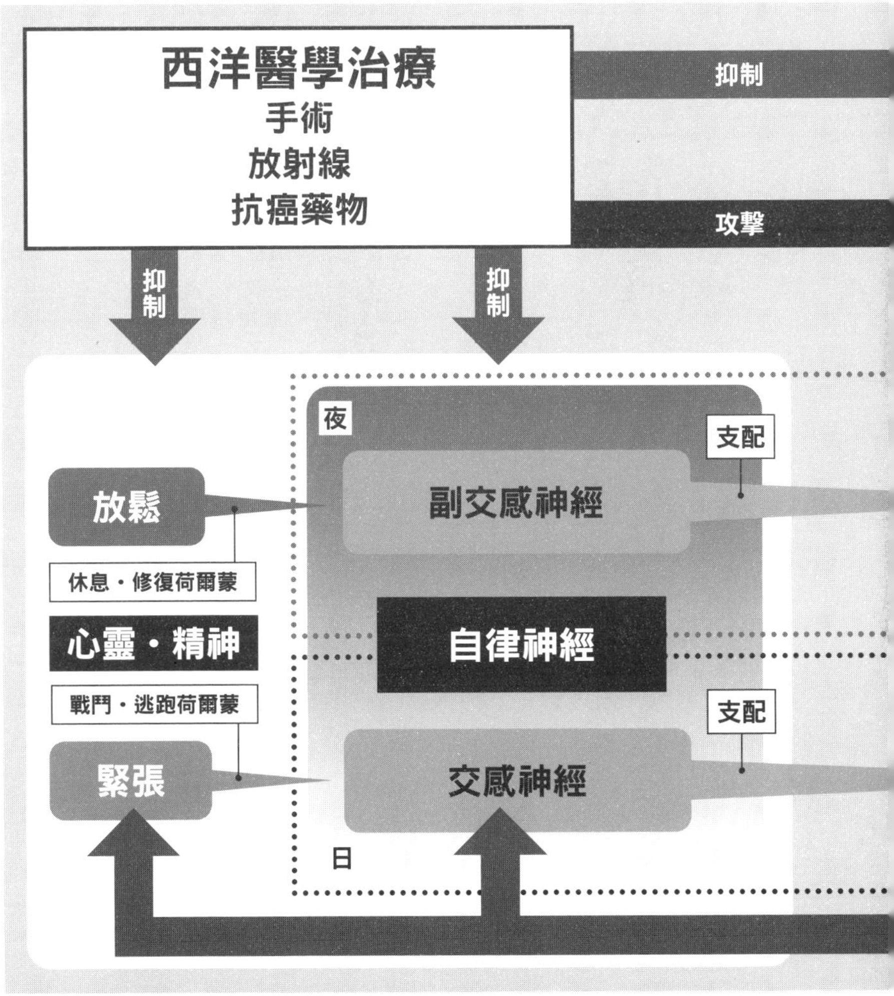

上圖右上：癌細胞生成機制。倖存的癌細胞會因為❶～❺這些不良的生活習慣而日益變大。
左下圖為人體本身所具備的抑癌免疫機制。人體會依序經由大腦—神經—免疫（圖左）的方式，最終對癌細胞發動攻擊。不良的生活習慣也會妨礙免疫系統的運作。左上為西洋醫學的治療方式。手術、放射線、抗癌藥能提升攻擊

則會大幅提高罹患肝癌、大腸癌與食道癌的風險。

●感染疾病

某些病毒與細菌感染也會直接提高罹癌風險，例如：幽門螺旋桿菌（與胃癌相關）、B型與C型肝炎病毒（與肝癌相關）、HPV（人類乳突病毒，與子宮頸癌相關）。

●請問有什麼治癒癌症的方法？

我在書中不斷重申：「每個人每天都會產生癌細胞，而免疫細胞（特別是淋巴球）會即時將其清除。」這是人體與癌症共存卻不發病的基本機制。

然而，有些人仍會罹癌，原因就在於——生活方式妨礙了淋巴球的正常運作。

因此，唯一的解方，就是讓身體恢復本來就具備的自我修復力，也就是讓淋巴球重新充滿活力，發揮應有功能。這樣一來，不僅能預防癌症的發生，也能有效防止復發與轉移。

簡而言之，有利於淋巴球的環境就不利於癌細胞累積，淋巴球若失去活力，癌細胞便會開始活躍。因此，只要持續實踐那些癌細胞「討厭」的事物，我們的身體就能找回主導權。為了讓大家更容易掌握，我將這些實踐方法濃縮為以下五項準則。

克服癌症五準則

●克服癌症之「寢技」——睡眠

每晚的睡眠時間至少應達六小時，理想狀態是八小時的充足睡眠。尤其對癌症患者而言，更應養成「晚上10點就寢、早上6點起床」的10－6睡眠節奏，藉此活化副交感神經與淋巴球，發揮免疫機能。

●克服癌症之「食技」——飲食

每日攝取癌細胞不喜歡的食物，是建立健康體質的基礎。建議選用無添加物、無農藥、能追溯產地與生產者的當季食材。若能自家種植，親手料理，則效果更佳。日本傳統飲食文化便是優良典範。關於癌細胞偏好的食物與避開原則，可參閱第二章的詳細解說。

●克服癌症之「動技」──運動

癌細胞偏好低氧環境，因此有氧運動對它們來說極為不利。但事實上，無氧運動也有其益處，因為淋巴球的活動仰賴粒線體，而乳酸正是粒線體的重要能量來源。不過，運動需適量，過度運動反而會抑制免疫力，務必掌握平衡。

●克服癌症之「溫技」──加溫

體溫若能上升1℃，淋巴球的活性可提高40％。因此，提升體溫便成為強化免疫力的關鍵之一。正確的升溫方法與泡澡建議，可詳見第二章。

●克服癌症之「笑技」──歡笑

透過開懷大笑能直接活化免疫系統，尤其是從腹部發出的「哇哈哈！」笑聲效果最佳。此外，哭泣也是一種情緒釋放與淨化的方式。即便當下不覺得好笑、不開心，甚至非常憤怒，也請試著「儘管笑」——也就是即使現實生活不如意，仍選擇微笑以對。

※戒菸・戒酒

這兩點可說是防癌與養生的基本常識，無須贅言。

※規律的生活作息

雖然「規律生活」聽來略顯老派，卻是極為重要的原則。畢竟人體各個器官與組織，皆遵循著精密的節奏運作，沒有任何一處是隨意胡亂執行的。因此，每天認真實踐抗癌五準則，養成順應自然的日常習慣，便是邁向康復與長壽的不二法門。

※由於戒菸、戒酒與作息規律未必適用於每位患者，因此未正式列入「五準則」中，但其重要性與五準則等同，請務必參考自身狀況審慎評估。

●船戶醫師，請分享您的治療方針

「身體本身就具有修復能力，因此應該將療癒的主導權交還給身體。」這，正是我治療方針的核心理念。天外伺朗先生將此概念稱為「無分別智醫療」。意即，即使現代醫學日新月異、突飛猛進，其所掌握的知識與技術仍僅是冰山一角（即「分別知」），而人體自身蘊藏的智慧與潛能（即「無分別智」）則深不可測，超越目前醫療所能衡量之範疇。以下是我在實際治療時所依循的原則：

●可切除的腫瘤就動手術移除

……若腫瘤尚能透過手術處理，應善用現代醫學的優勢，這是醫療帶給我們的恩典。畢竟，腫瘤一旦形成，極可能妨礙身體的自癒機能。不過，也有患者無論如何都不願接受手術。對於這類選擇，我會尊重當事人的意願，並一同探討其他可能的療法。

●依癌症種類與狀況適度使用抗癌藥物，並搭配輔助與替代療法

……除了白血病與淋巴癌等例外情況外，一般實務上應審慎使用抗癌藥物。治療時需視病情調整劑量，平衡療效與副作用。有時為減輕副作用會降低用藥劑量，但療效也可能因此打折。此時可搭配輔助與替代療法補足不足之處，這方面已有越來越多臨床研究證實其成效。

●指導患者實踐「克服癌症五準則」，預防復發與轉移

……在我看來，這是癌症治療中最重要的一環。然而，事實上有一件更為關鍵的事——那就是：「在治療之後，你想過什麼樣的人生？」治療只是過程，明確化人生的目標與方向，才是醫療真正應該帶給患者的禮物。關於這部分，我將在後文中詳述。

●什麼樣的人容易罹患癌症？

●硬撐（Gaman）

●硬拚（Ganbaru）

●硬脾氣（Gankomono）

這三個性格特質的日文羅馬拼音開頭皆為「G」，因此我將其統稱為「3G」（三硬）。舉個例子，像是二宮金次郎（尊德）就是3G的典型代表。以往許多日本小學的中庭都設有他的雕像——背著柴薪，一邊走路一邊讀書（不是滑手機喔）。現在這樣的雕像可能不多見了。

二宮金次郎（尊德）是一位備受敬仰的偉人。他倡導勤勞（為了報恩盡力工作）、分度（量入為出，妥善管理開支）、推讓（將努力與節制所累積的成果貢獻給未來與社會），並成功拯救了小田原藩與許多財政困窘的村落。

他這樣的3G人格，是日本人傳統價值中視為美德的象徵。相信有人會疑惑：「這樣不是很好嗎？又有什麼不好呢？」的確，這樣的性格十分值得尊敬——但，正因如此，更容易罹患癌症。

這些人往往會將自己的私慾與享樂壓抑在心，一心只顧努力向前。他們在心中立下規矩，不容自己偏離原則，心裡總想著：「哎，又偏離了軌道，這樣不行，這不是我的風格。我要回到正軌，更努力、更成長才行。」而這種不斷壓抑、過度奮鬥的意志，最終就成為癌細胞滋養的養分。

門診時經常會有患者問我：「醫生，我是不是個性不好才會得癌症？」我的回答是：不，並不是性格的『缺陷』導致癌症，而是因為你一直在『為難自己』。

那麼，為什麼會為難自己呢？多數罹癌者其實都是「老好人」。這類人總希望能幫上忙、貢獻一己之力，因此不自覺地拚命努力、默默承受。當他們心中浮現「我還要再撐一下」、「我應該可以再多做一點」的念頭時，其實已經在過度壓抑自己。

現實中，要在社會上生存，每個人或多或少都需要忍耐與努力。但如果再加上「硬脾氣」，長期下來便會形成癌症的溫床，尤其容易出現在那些經年累月承受壓力的器官上。

我所稱的3G人格，往往是無意識的習慣，當事人甚至不覺得自己是在「撐」、「拚」、「倔強」，反而認為這一切「理所當然」。這就是問題所在——「理所當然」之所以可怕，是因為它深藏於無意識中，難以察覺。

順天堂大學醫學部的小林弘幸教授曾在《無意識的力量》一書中提到：「我們的行

為有九成出自無意識。」換句話說，癌症的成因，往往就潛伏在我們理所當然的生活與性格裡，而這些無意識的3G習慣會讓癌細胞悄悄滋長。

我並不是說這種個性不好。但若希望找出罹癌的根源，就必須先意識到這件事。一旦察覺問題，就應該改變生活方式，並發揮3G精神去實踐新的行動，越是遠離舊有模式，就越能遠離癌症。

當我自己罹患癌症時，我的身體像是在對我發出警告：「你真的還要把精力耗在那些事上嗎？再這樣下去，人生可就走到盡頭嘍。時間不多了，還要繼續這樣的生活嗎？」

於是我下定決心，接下來的人生，要用3G的能量來實現真正想做的事。

其實，還有另一種人也容易罹癌——那就是生活方式遠離「克服癌症五準則」宗旨的人。3G型人格者，往往為了他人而犧牲自己的生活，自然也不會重視這些養生原則。

如同我在前章所強調的，睡眠不足在罹癌者當中極為普遍。我在初診時一定會詢問病患的睡眠狀況，幾乎所有人平均睡眠時間都不到六小時。當然，也有少數患者睡眠充足卻仍罹癌，不過這樣的情況相對少見。深入調查之後，通常會發現他們的飲食出了問題。至今，我從未遇過長期實踐「克服癌症五準則」的人罹患癌症。

癌症復發者有何共通點？

癌症復發的患者，大致可分為兩種類型。

第一種，是生活方式毫無改變的人。他們罹癌後仍延續著罹癌前的作息與習慣，絲毫未做調整。儘管癌症已經以「身體警訊」的形式出現，提醒當事人該重新審視自己的生活模式，但這些人卻選擇視而不見。結果，癌細胞所需的致病因子與能量依舊殘存在體內，自然容易導致復發。與其說這是復發，我反而會懷疑，是否根本就從未真正痊癒。

第二種，則是過度恐懼癌症復發的人。他們總是惶惶不安、內心緊繃，時時擔心「會不會又發作了？該不會又來了吧？」這種焦慮的根源，其實是對死亡的恐懼。許多研究已證實，心理狀態會直接影響基因的表現與免疫系統的運作。

當恐懼的情緒一旦萌芽，便會逐漸擴大。

「會不會又發作了？……恐怕又要復發了……不，肯定會復發！」

如此一來，睡眠會變得困難、食慾也跟著減退，連笑容都從臉上消失。生活方式與「克服癌症五準則」越走越遠，健康也逐步失衡。

人的身體會回應內心的暗示。當我們一再對自己說「癌症會復發」，身體就真的會朝那個方向發展。這樣的心理暗示，無疑是最愚蠢的事。

有些人則總是嘴上掛著「我沒事」、「我不要緊」、「我沒問題」，就像念經一樣不斷自我催眠。

說穿了，這其實是不安與恐懼的另一種表現方式。因為他們內心深處，其實相信「好死不如賴活」。

在這裡，我想誠實地說一句：請放心，不管是你，還是我，終有一天都會死。

無需強迫自己安慰自己「沒事的」、「我不要緊」，也無關是否罹患癌症。死亡會平等降臨在每個人身上，它從來不是只有你的特權。

既然如此，與其把心力耗費在對癌症的恐懼上，倒不如好好想一想——「治好癌症後，我最想做的是什麼？」

當你全心投入思考這件事時，就會發現：「啊，原來我還有這麼多想做的事，罹癌根本算不了什麼。」

當我們找到真正想做的事情，心中自然會湧現興奮與期待。這樣的情緒，就是最強大的生命能量，能夠轉化為抑制癌細胞的力量。

全心投入於自己熱愛的事物的人，是最幸福的。

如果能在人生最熱愛的狀態下告別人世，那是極其理想的離去方式——甚至連自己都沒有察覺死亡已至。你不覺得，這樣的死法其實也很美嗎？

登山家死在山中，漁夫死在海裡——儘管從遺族的角度來看，這樣的說法可能略顯輕率。但若我是那樣熱愛山與海的人，能在最愛的天地中長眠，對我而言會是一種無上的榮耀。

●保健食品真的有效嗎？

在各式各樣的輔助與替代療法中，最多癌症患者選擇的，當屬保健食品療法。

根據我從醫超過三十五年的經驗，這個療法的接受度始終高居不下，可謂遠遠超越其他類型的療法。

不過，我必須說明，保健食品本就不得宣稱具有「治療效果」。這一點，在日本是受到藥機法（舊稱藥事法）所明確規範的。

即便如此，我並不否定保健食品的存在價值。要靠保健食品「治癒」疾病確實困難，但作為日常營養的補充，協助疾病「預防」則仍具備一定效果，尤其是針對那些難以從飲食中完整攝取的營養素。

這幾十年來，農業隨著現代化發展出現巨大變化。為了提高產量，農藥使用量大幅增加，栽培方式也跟著改變，結果反而導致蔬菜水果的營養價值明顯下降——種出了連蟲都不吃的作物。

據悉，現在的蘋果相比百年前的蘋果，營養價值已大幅減少。其實不僅是蘋果，溫室栽培的蔬果幾乎都存在相同問題。程度雖有差異，可「營養密度不足」已成為普遍現象。

百年前的蘋果，直接在戶外自然生長。為了抵抗外敵如昆蟲、細菌與黴菌，會自行分泌具有防禦功能的成分，也就是「植化素」。這些植化素對人體而言極具抗癌效果。

但現代蘋果有些來自溫室，且經過農藥噴灑，成長過程中幾乎不需自我防禦，導致本身的防禦機制退化，植化素含量也大幅下降。雖然外觀更加光鮮亮麗，營養內涵卻悄然流失。

我認為，這正是保健食品存在的意義所在——用來補足日常飲食中攝取不足的營養素與植化素，以提升免疫力。

不過請務必記住：這些產品只能「協助」提升免疫力，絕不是吃了就能讓癌細胞消失的萬靈丹。

本書多次強調的觀念是：真正能治癒癌症的關鍵，是患者本身。若以為服用某種保健食品就能讓病痛痊癒，那就是對健康的錯誤理解。

換句話說，凡是透過誇大廣告、明示或暗示「吃了就有效」的廠商，不僅違法，也應受到嚴正譴責。

我完全理解癌症患者想抓住每一根救命稻草的心情。保健食品有時確實會帶來安慰劑效應，因此我並不全面否定它的使用。

然而，若是明知成效不彰或根本無法證明有效性，卻仍以高價銷售，甚至利用病患的脆弱與恐懼牟利，那我認為絕對不可原諒。

日本整合醫學協會名譽會長、帶津良一醫師也曾說過一句話：「保健食品的好壞，取決於銷售人員的面相。」雖是半開玩笑的說法，不過其實別有深意。

每當有患者向我詢問保健食品的選擇時，我通常會提供以下三點建議：

①價格是否合理？單一品項每月花費不應超過三萬日圓。

②是否同時服用了三種以上的保健食品？（至今仍無任何臨床實證能證明「大量混合服用」有治癒效果。）

③銷售公司與人員給人的感覺如何？請相信自己的直覺。如果你覺得這間公司只是想賺錢，那就果斷拒絕。

有些患者會買來五花八門的保健食品，一次服用數十種。對此，我會請他們將所有產品一併帶來，並利用「O環測試法」一一檢視反應，依據測試結果進行排序。最後從中選出三種反應良好的產品，其餘的則等服用完畢後就不再購買。

●應該做早期癌症篩檢嗎？

是否應該進行癌症早期篩檢，這個問題始終存在爭議，不論是患者還是醫療專業人員，立場常常分歧。

我個人完全支持「檢查有助於早期發現癌症，當然應該做」的觀點。

但相對的，認為「無論是X光還是電腦斷層（CT）檢查都涉及輻射曝露，應謹慎考量」的說法，也並非毫無道理。

患者常會問我這個問題：

「船戶醫師，您覺得我該不該去做健康檢查？」

每次遇到這種提問，我總是反問一句：

「你為什麼想做？」

我希望患者先冷靜思考：自己為何想接受檢查。

舉個極端的例子，有人可能這麼說：

「我這一生能走到今天，已經心滿意足，就算明天死去也無憾。癌症篩檢？對我來說根本是浪費時間。」

我完全尊重這樣的想法。

「你不怕嗎？如果真的得癌症怎麼辦？」

「我不怕。因為我已經做了所有想做、該做的事，我很幸福。」

能如此豁達地面對死亡的人，實在令人佩服。

也有人會說：「我怕自己承受不了檢查結果，所以不敢做。」

這樣的心情我也完全理解。

還有人說：「我相信自己的身體。如果真的得病，那就面對它、治療它。」類似的主張我一樣認同。

當然，願意接受健康檢查的人我更不會反對。事實上，我自己也是在健檢中意外發現罹患腎臟癌，才得以及時處理。因此，我認為根本不必過於擔心健檢過程中輻射曝露的問題。

最重要的是：不要因「別人都做所以我也做」而盲從。無論是健康檢查、治療，還是其他人生決策，都應該先問自己——「為什麼我要這麼做？」

這幾年來，接受健檢的人數逐年增加，可癌症的發病率並沒有因此而下降。這說明了：光靠檢查，並無法真正遠離癌症。

比起任何篩檢或治療，更重要的，還是相信自己身體的潛能，過著讓癌症無法介入的健康生活方式。請容我再一次強調，我們每個人都具備自我修復的能力。也請相信你的身體，並努力維持一個強健而安穩的狀態。

●請分享你對中藥的看法

設想有一條河流，河中央有一塊巨大的岩石擋住水路。這塊岩石可以比喻成「癌症」。

在西洋醫學的思維中，會認為「應該直接移除這塊岩石」，於是使用鐵鎚或鑽孔機等工具將其打碎。

而東洋醫學則持相反的觀點，認為「應該強化河水本身的流動力」。當水勢足夠強勁，岩石自然會被沖刷、變小，最後隨水而逝。

這正是我對中醫治療癌症的理解與看法。

中醫擁有數千年歷史，一路陪伴著東方民族走過長久歲月。就「人體試驗」這個角度來說，中藥累積的實例經驗甚至遠超過研究室裡的動物實驗。

在西洋醫學領域中，尚未出現能直接提升免疫力的藥物。即便是維生素補充劑，也只能起到輔助作用，無法真正活化免疫功能。而有些中藥，則具有增強免疫力的潛力。

中藥最顯著的優點，在於副作用相對輕微。雖然並非全無副作用，但整體而言，其安全性仍遠高於西藥。

據我所理解，中藥的用途並非在於「消滅癌細胞」，而是在於預防癌症、延緩病情惡化，同時幫助患者更安穩地迎接生命的最終階段——死亡。

此外，不僅是中藥，針灸在舒緩癌症之外的各種疼痛與不適方面，也展現了極高的療效。

我也對能量療法、印度傳統醫學「阿育吠陀」（Ayurveda），以及近年備受關注的「量子醫學」抱有極大期待。這些療法在癌症治療上的潛力，或許比我們想像得更深遠。

我始終認為，西洋醫學與東洋醫學並無高下之分，兩者並非對立，而是可以互補。所謂「東西合璧」，正是最佳的醫療選擇。我相信，與其堅持一方、全盤否定另一方，不如靈活運用兩者的優勢，才能真正造福患者。

●何謂緩和療護？

假設癌症會引發疼痛，若針對造成疼痛的源頭——也就是癌細胞——進行切除或縮小，這就屬於「治療」。

相對地，若不是針對癌症本身，而是著重於緩解患者的各種痛苦與不適，那便是「緩和療護」。若改稱為「症狀緩解療護」，或許會更好理解。

根據現行醫學，癌症引起的疼痛可大致分為四種類型：肉體疼痛、精神疼痛、社交疼痛與靈性疼痛。這四種合稱為「癌症疼痛」，緩和療護即是針對這些層面提供多方位的照護。

肉體疼痛：這是西洋醫學最擅長的領域。據統計，約七成晚期癌症患者會經歷身體疼痛，多數最終需依賴醫療用麻醉藥來舒緩。在日本，平均每三人就有一人死於癌症，而超過六成患者希望能在家中辭世。正是因為有了這些止痛藥，患者才得以在熟悉的家中安心走完人生最後一程。

自2000年日本實施長照保險制度以來，不僅補足照護人力，也大力推動到宅診療與訪視照護。在此背景下，醫療用麻醉藥為「在宅善終」做出了莫大貢獻。

精神疼痛：這類疼痛包括對死亡的恐懼、或儘管內心已接受死亡，卻不知該如何邁向人生終點的不安。人對未曾經歷過的事物本就會產生不安，而死亡，正是最終極的未知。精神痛苦多半無法透過藥物解決，只能透過傾聽、共感、陪伴等方式來紓緩。

社交疼痛：這是指因失去社會、家庭、社區或興趣團體的角色與聯繫，而產生的孤立感與痛苦。此類情況下，可透過交接責任、明確安排繼承人等方式，協助患者放下牽掛。

靈性疼痛（Spiritual Pain）：這又被稱為「心靈之痛」，源自內心深處的困惑與疑問，例如：「為什麼會是我？」、「死後會去哪裡？」、「真的有另一個世界嗎？」等等。某種程度上，宗教的存在正是為了幫助人類解答這些深層疑問，進而找到內在的平靜。

在癌末階段，這四種疼痛經常同時出現，統稱為「整體性疼痛」（Total Pain）。而緩和療護，就是提供這些疼痛層面的全方位支持與照護。

我個人認為，「緩和療護」與「安寧療護」在本質上有所不同。

「安寧療護（Hospice）」是來自歐美的概念，其核心是服務精神，也就是用心陪伴與關懷。這種精神的根源來自基督教，據說在基督教觀念中，「死亡只是人生旅程中的一個過程」。因此，許多安寧療護團隊中常見牧師或神父的參與，他們的存在本身便能帶來慰藉與安心。

而「緩和療護」則相對不帶宗教色彩。雖然日本基督徒人口不多，但日本人精神思想深受多神教與泛靈信仰影響，對基督教的理念仍能予以理解與接受，這也讓安寧療護在日本獲得廣泛支持。

在癌末階段，靈性疼痛的照護尤其重要，信仰在這方面往往能發揮極大的力量。

我始終相信，若所有醫療人員都能以理解與尊重的態度看待「信仰」，那麼即便是以現代醫學為主體的醫療機構，也完全可以實現理想的安寧療護。

自開設診所以來，我投注了大量心力於癌症治療與居家醫療領域。我所參與的每一件居家療護服務，皆深植於「安寧療護」的核心理念，這也是我引以為傲之處。

幫助患者在人生旅程的最後，懷抱著「此生無憾」的心情，安心踏上另一段旅程，是我所認為的安寧療護之核心精神。

若說「盡全力抗癌，最終仍不敵病魔而辭世」代表西洋醫學的觀點，那麼「安寧善終」則完全是另一種哲學。

曾有位我定期看診的高齡女性，最後選擇在家中安詳離世。她深受子孫敬愛，當晚眾親友紛紛趕來床邊陪伴她走完最後一程。

死亡確認後，我對著淚眼婆娑的孫子女們說：

「總有一天我們也會離開人世。阿嬤一直很勇敢地面對病痛，你們也一定繼承了這份堅強，要以她為榮。」

火化儀式預定於兩天後舉行。

「這兩天，請多陪陪阿嬤，輕撫她的大體，回憶你們相處的點點滴滴，說出想說的話，好好告別。」

我忍不住補充了個人一點小小的想法：「我相信，阿嬤的靈魂今後仍會陪伴你們左右。雖然肉眼看不見，但她會一直在。如果哪天覺得徬徨，就喊一聲『阿嬤』，她一定會出現。想想看，若是她，會怎麼做？如何做才能不讓她擔心？這樣決定人生方向，也許會讓你們更篤定。」

能夠如此用心溝通，正是「在宅善終」的珍貴價值。

這位阿嬤的媳婦非常孝順，竭盡所能地照顧她。儘管這個家庭並未發生過爭執，可在提供居家善終服務的過程中，確實也常遇見一些親戚突然現身，表現出不滿或抱怨：「怎麼不早點通知我？」、「為什麼不打點滴？」

這些怨言多半來自於情緒或遺憾，尤其常見於平時較少聯絡的親戚，而有時甚至會讓一直默默付出的媳婦成為出氣對象。

每當遇到這種情況，我總會當著眾人的面直言：

「在我看來，這位媳婦真的非常了不起。正是因為她的努力，往生者才能在家安詳離世。太太，妳真的辛苦了。」

也許我太雞婆，但我認為這樣做至少能讓她在婆家不至於難堪，爭回一點尊嚴。透過居家醫療，其實可以看見一個家庭的結構與親屬間的關係互動。

作為外部的第三者，反而能更清晰地觀察這些情感流動。

我認為，當患者離世之後，醫療人員應該站在故人的立場，想像這個家庭即將迎來的變化，並盡可能提供協助。

雖然這樣的行為也許在外人看來有些多管閒事，不過我相信，這正是緩和與安寧療護的真正價值所在。

醫學實證真的可靠嗎？

舉個例子：假設有一位名叫A的患者，若比較「接受手術」與「不接受手術」兩種情況，究竟哪一種更能延長壽命？這個問題，其實無法被科學地驗證。因為我們不可能同時取得A這個人「動手術」與「不動手術」兩種情況的數據。

無論是手術、抗癌藥物、放射線治療，甚至各種輔助與替代療法，其實都面臨相同困境。這個現象並不限於癌症治療，幾乎所有疾病皆是如此。

因此，所謂的「實證數據」其實只是針對性別、年齡、體型、癌症種類等條件相近的人群，進行統計比較後所得到的平均值。但問題在於——世上沒有兩個完全相同的人，每個人都是獨一無二的個體。所以，我們永遠無法取得「完全準確的個人數據」。

有鑑於此，我認為我們不應該盲目相信實證資料，而應將之視為一種「參考基準」。所謂「實證」，其真正的意義是：「基於大量數據所得到的統計指標」，在這層面上當然有其參考價值。但是否選擇依循，最終還是回歸個人自由。

西洋醫學是一門建構於數據基礎上的醫學體系。然而，數據化也有其極限，這也是西洋醫學無法突破的最大限制之一。

我說這番話，並非意圖否定西洋醫學。事實上，有效的西醫治療方式應該善加利用。但我也必須誠實地指出：光靠西洋醫學，並不足以全面判斷何者最適合個人病況。

我的建議是：不妨從各種醫學觀點與療法中進行跨領域綜合評估。包括阿育吠陀、中藥、針灸、能量療法、順勢療法、祈禱、甚至原始信仰中的巫術等等——這些方法皆有其道理，也反映出人體潛藏的無限可能。

一般來說，上述療法的副作用較小，即使乍看之下缺乏實證支持，也未必真的是「無效」；或許只是我們目前尚未發展出適切的驗證方法罷了。

用西洋醫學的標準來衡量中醫學，其實難度甚高。中醫的診療思維，是根據每位患者的體質與證型進行個別處方。這與西醫透過大量統計資料、建立標準值後與病患比較的做法截然不同。

換句話說，中醫講究個體對症，不以「統一標準」為依據，自然也就無需數據化。可既然如此，中醫為何至今仍歷久不衰？我認為答案很簡單：中醫擁有數千年臨床經驗所累積的「活的實證」，也就是從無數真實患者身上得到的知識與技術傳承。

就像壓力被認為是癌症與多種疾病的根源一樣，愛與喜悅的情緒能夠促進康復，這同樣是不可否認的事實。只是可惜的是，現代科學尚無法將這些心理因素具體數據化。

即便這類正面情緒所產生的療效有時令人驚豔，卻往往因為「無法量化」而被忽視，甚至被否定。這樣的現象也凸顯出——只憑可量化的實證資料來做整體判斷，其實是極其危險的事。

我真心希望，無論是研究者還是臨床醫師，都能對那些在癌末卻腫瘤消失的患者進行更深入的研究。這些案例或許蘊藏著關鍵線索。

然而，愈是接近這樣的領域，愈可能動搖藥廠與相關產業的利益。畢竟若真能不靠藥物而達到療癒，勢必會影響龐大的經濟結構——這，或許就是「不能說的祕密」。

經濟發展固然重要，但我們也必須時時自問：這筆經濟，究竟是為了什麼？又是為了誰？

不過，這部分已超出本書主題的範疇，就不再多談了。

●萬一癌症治不好，我就會死吧？

沒錯，癌症若治不好，的確會導致死亡。但就算治好了，我們終有一日也會走到生命的終點。無論是你、是我、還是任何人——死亡率始終是百分之百，只是時間的早晚而已。

從被宣告罹癌那一刻起，許多人便深陷在不安與恐懼的情緒之中。我當初也是如此。

原本覺得還離自己很遙遠的「死亡」，突然以第一人稱的姿態出現在眼前，讓人頓感世界變了樣——身邊的人都還是「活著的人」，彷彿只有自己成了「即將死去的人」。這樣的錯覺，其實非常常見。

可事實上，我們每一個人，無論是否罹癌，都是「朝著死亡前行的存在」。

試著把你親朋好友的年齡，加上三十年、五十年——你會發現，那些對你而言最重要的人，多半都會先你而去，前往另一個世界。

生命終有終點，這是任何人都無法逃避的命運。差別只在於誰先誰後罷了。

而這個「先後順序」，我認為是極為重要的——再怎麼樣，我們都該比自己的孩子與孫子早離世才對。

然而，絕大多數患者來到我面前時，都是滿腦子只有一件事：「我要治好癌症！」我當然理解這樣的心情。不過請恕我直言，把治好癌症當成人生最重要的事，真的必要嗎？我認為未必如此。

請想一想：你活在這世上，是為了什麼？人生中，一定曾經有些你想做、想挑戰的事——但你可能一直沒有行動。而身體，也許正是透過「癌症」這個方式，發出警告訊號：「如果再這樣過下去，你可能就沒時間實現那些心願嘍。」這正是我所理解的癌症意義。

在人生走向終點之前，你想完成什麼願望？我相信，人誕生在世，是為了實現某個目標。我們不是為了罹癌而出生，也不是為了治療癌症而活著。

為了完成這些人生使命，當然最好能沒有癌症的干擾，所以我們才努力讓身體恢復健康。

可若即使帶著癌症，也能做想做的事，那就一邊治療，一邊活出你的人生——我一直以來都秉持這樣的看法。

或許你會說自己「沒有特別想做的事」，甚至連想都沒想過。

但我認為，這不是真的沒東西想做，而是——你滿腦子只想著要治好癌症，整個人已經被「治療」這件事占據得密不透風，無法再看見其他可能性。

這時候，不妨試著這麼做——

請你列出現在腦中浮現的所有「關心」或「在意」的事情。例如：「想接受最新的癌症治療」、「想服用有效的保健食品」、「想繼續經營公司」、「想陪伴家人」、「想過快樂的生活」、「想安排遺言與後事」。

然後，請在每一項後面加上一句：「這就是我活著的目的。」或「這就是我出生的目的。」再一一念出來，看看自己是否認同。

當你說出：「想接受最新的癌症治療，我就是為此而活的。」會覺得符合嗎？「度過快樂的人生，這便是我出生的目的。」是否會讓你內心自然點頭稱是？

癌症患者經常陷入一種「我要活下去」或「是不是會死」的二元思維中。

但仔細想想就會知道，這其實是一種邏輯錯亂。畢竟——我們每個人，最終都一定會死。

與其陷在生與死的選擇題裡，不如思考：「我要如何活著？」

我們不是為了「避免死亡」而活著，而是為了實現想做的事而活著。

我自己罹癌之後，更加明白「人生的優先順序」。人的一生長短不一，不過絕對是有限的。

在有限的時間內，我們無法完成所有事——那麼，應該從「最想做的事」開始做起。

或許這番話聽來帶點宗教意味，但我真心相信：人之所以誕生在世，一定有其意義。這份意義，與成功與否、成敗得失無關——你的存在，本身就有價值。

失敗，是老天在提醒你還有改進的空間；成功，則會讓你心滿意足、因此停下腳步。

「我現在還不能死，因為我還有想做的事。」若能有這樣的自覺，那麼癌症也將成為你反省與改變生活方式的契機——一旦將這份熱情投注於真正想做的事情，無論癌細胞是否消失，你都能全力以赴，不再被悲傷與恐懼綁架。

當一個人覺察到自己真正想做的事，開始變得積極、樂觀開朗時，老天往往會為他延長時間，讓他完成心願——癌症也就逐漸淡去。這不是空談，而是我診治過無數患者之後的真實體會。

●餘命宣告真的準確嗎？

是否準確，其實取決於你相不相信。

就像我對醫學「實證」抱持懷疑一樣，我對餘命宣告或生存率的數字，也總是保留態度。

否則，那些明明被宣告活不久，卻從第四期癌症康復、恢復健康的患者，又該如何解釋呢？（笑）

當一位信奉「科學至上主義」的患者被告知「你的餘命只剩一年」，有些人真的在一年後走完人生旅程。

可問題是：那真的是因為醫學預測得準嗎？還是因為患者「從心底相信」這個數字而走上了那條路？

反過來說，也有很多人會反駁：「這不過是數字推算罷了！人是有無限潛力的，怎麼可以就這樣認輸？」

這些人反而活得比宣告的期限更久，甚至長達數十年——因為他們拒絕相信所謂的餘命宣告，並選擇離開只會說「根據統計……」的醫師。

當患者在治療途中轉而尋求其他協助時，原本預估的統計數據也就不再適用。

被宣告僅剩一年壽命的人，即使十年後仍然健在、活得開心，也不會被算入原本的「一年生存率」裡。

假設有位A先生，被某位B醫師宣告僅剩一年壽命後，便轉診至其他醫院接受治療。

結果二十年後，B醫師意外聽說：「A先生現在還很健康喔。」此時，B醫師會怎麼反應呢？會不會興奮地將這個案例分享給其他癌症患者，作為希望的象徵呢？恐怕不會吧。多數醫師會選擇對此事隻字不提，畢竟這和他當初說的話不符，不方便承認。

●光靠五準則就能消除癌細胞嗎？

我一再強調：「五準則」——也就是「寢技」、「食技」、「動技」、「溫技」、「笑技」，是克服癌症的關鍵。

接下來要分享的，是一位藉由實踐五準則，大幅超越餘命宣告的I先生（男性，當時73歲）的真實故事。

我相信，若有醫師聽到這個案例，反應多半應該會是：「大概是哪個診斷出錯了吧……？」我當初也這樣想。但事實是：每個人都擁有I先生那樣的修復力與自癒力。癌症，其實就是當人體自癒能力被阻礙時出現的「結果」。而導致這樣的阻礙，正是過去長期積累下來的生活方式。只要能看清這個事實、鼓起勇氣改變——癌症，就只能乖乖離開。

請大家翻開第153頁的影像圖。從這張CT影像可以明顯看出：因癌細胞轉移，肝臟幾乎有九成都被占據。腹部動脈周圍的淋巴結腫大，腹水情況也十分明顯。從整體研判，應該是胃癌伴隨肝轉移、淋巴轉移與腹膜轉移的狀況。

所幸的是，I先生並沒有感到明顯疼痛（癌症疼痛），飲食方面也還維持得住——

雖然他過去接受過胃空腸吻合術，進食量不多，但仍能進食。

腹部觸診結果意外地沒有劇烈壓痛，也沒有肝硬化或腫大徵象。可雙腿的水腫情況相當嚴重。老實講，當時我跟某市民醫院的醫生說的不是「沒治療的話餘命只剩三個月」，而是「他連撐不撐得過一個月都是未知數。」

第一次就診那天，我趁著I先生打點滴的空檔，來到走廊，低聲向陪同他前來的太太說明情況。

「其實狀況不太樂觀，癌症惡化得相當厲害。說實話，撐不過三個月的可能性很高。我們必須把握時間，在他還做得到的範圍內，盡量嘗試，這是目前最重要的。」

太太小心翼翼地問：「請問……我先生接下來會變成什麼樣子呢？」

我回應道：「通常，這類狀況的患者會越來越吃不下。目前雖然腹部腫脹，但沒有疼痛，但未來可能會出現疼痛或黃疸。雙腿的水腫應該是營養不良造成的，這部分改善空間不大。此外，癌細胞會直接利用點滴的熱量作為養分，所以不建議提供高熱量營養補充，否則可能加重腹水或水腫。」

改變生活習慣→I先生的案例（73歲）❶

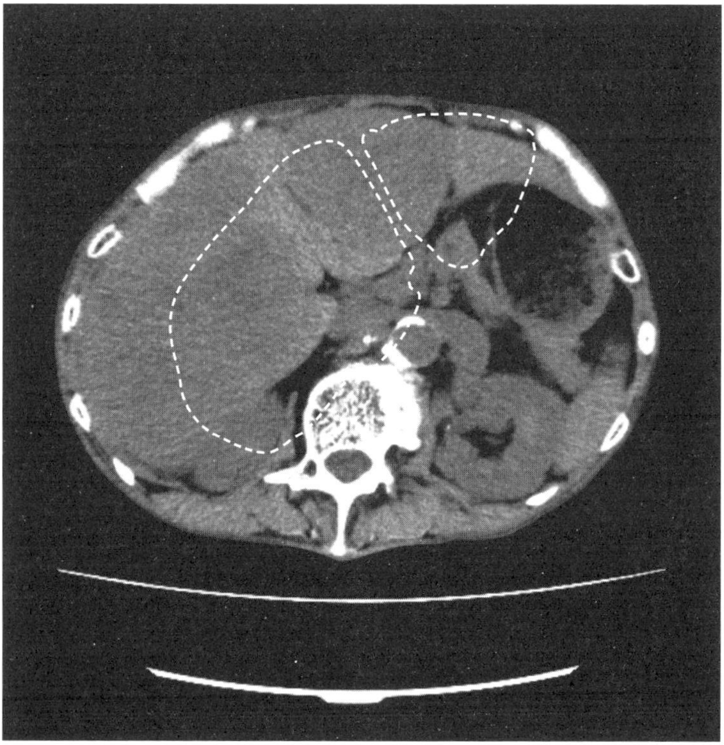

腹部CT影像

將近九成的肝臟被癌細胞占據。

我頓了頓，補上一句。

「總之，我認為時間不多了。請盡量不要留下未竟的事或未了的心願。」

從初診開始，只要身體許可，I先生每週都會來診所進行1～2次點滴。除了基本的營養液與維生素外，考量到他的血液循環不佳，我也酌量添加了些微類固醇。

從第一次來診所開始，I先生的心境就悄悄發生了變化——不過，這點我是在四個月後才察覺的。

他每週固定回診、接受點滴治療，狀況卻和太太心中擔憂的「病情惡化」完全相反。

他的笑容漸漸變多，還會笑著告訴我：「醫生，自從開始打點滴後，我整個人都有精神了！」

我也笑著回應：「那真是太好了～」

可心中還是忍不住想：「該不會是類固醇發揮作用了吧……？」

但不論原因為何，病人能有精神，總是一件令人欣慰的事。

不過，每當過了一個月，他的太太總會在I先生看診時悄悄找機會問我：

「醫生……我先生到底什麼時候會惡化？」

聽到這樣的提問，我常常語塞。

以我30多年臨床經驗判斷，老實說，像I先生這樣病灶已極度惡化的案例，基本上幾乎沒有反轉餘地。

我只好含糊帶過地說：「這個嘛……應該不會太久吧……？」

她應該是時時刻刻提心吊膽，擔心最壞的情況隨時會降臨。

然而——事情就這麼神奇地展開了。

I先生的食慾一天比一天好，身體看起來比之前更加健康，整個人也漸漸恢復活力。

到了餘命宣告所預估的「三個月」期限後，進入第四個月，I先生笑著對我說：

「醫生，我的體重多了八公斤喔！」

「呃……」我一時說不出話來，內心震驚。

他的太太依舊悄悄問我：「醫生……我先生到底什麼時候會死？」

這回我是真的啞口無言。

畢竟到目前為止，我完全遵照Ｉ先生「不接受治療」的意願，除了一週一到兩次的點滴補充營養與維生素，還有極少量的類固醇外，根本沒有進行任何治療。

不僅沒有用抗癌藥物，連本診所提供的輔助與替代醫療（ＣＡＭ）項目——像是溫熱療法、能量療法等——也完全沒做過。

這樣的情況下，他怎麼可能會出現這種好轉？我百思不得其解，只好問他：

「Ｉ先生，老實說，你在家是不是有做什麼特別的事？」

「特別的事？我就只是乖乖按照你跟我說的，認真實踐五準則、改變生活習慣而已啊！」

「真的只有這樣？」

「不然還能怎樣？就照著做嘛，哈哈哈！」

不久後，Ｉ先生接受了第二次腹部ＣＴ檢查。當我看見影像那一刻，簡直難以置信——請參照第１５７頁的影像圖。與四個月前相比，他肝臟上的腫瘤已縮小近九成！

改變生活習慣→I先生的案例（73歲）❷

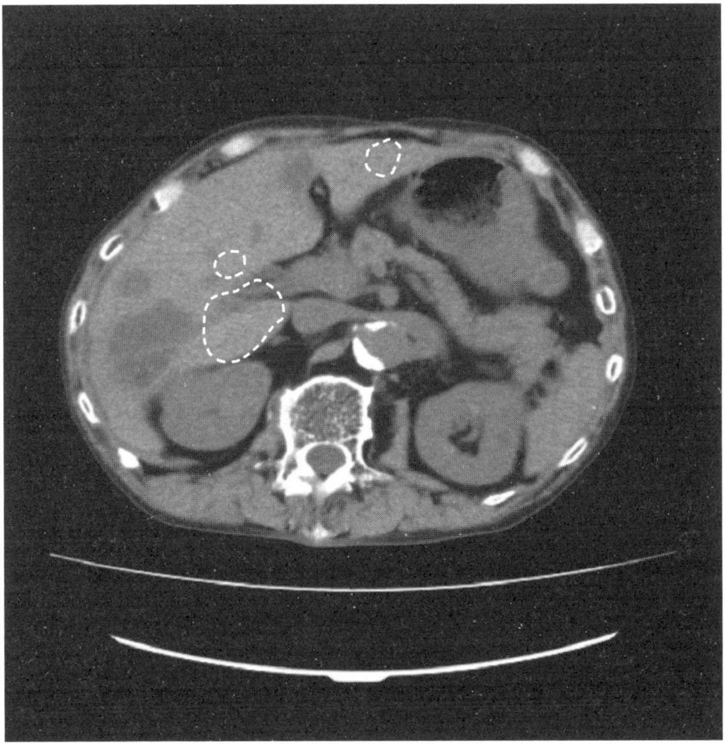

初診後第四個月的腹部CT影像

肝腫瘤已縮小約九成，其他切片影像也顯示腹水與腹部淋巴結腫大情況已完全消失。

進一步檢查其他切片影像，腹水完全消失，腫大的腹部淋巴結也不見了！這一切讓我看得目瞪口呆。

那麼，I先生究竟是如何改變生活方式、實踐五準則的呢？接下來，我將為各位整理出他所實踐的具體方法與祕訣。

【寢技】

I先生以往的平均睡眠時間為八小時。但自從初診以來，他每天的睡眠時間延長至十小時，而且據說「每晚都睡得非常飽」。

【食技】

過去的I先生以肉食為主，對蔬菜總是興趣缺缺。但自初診後起，他不但戒除肉類，還積極攝取各式蔬菜。

【溫技】

I先生過去不太重視保暖，自診斷後開始積極實踐能提升體溫的泡澡法，並在日常生活中格外留心避免身體受寒。

【動技】

以前的I先生幾乎不運動。但現在他每天都堅持至少步行三十分鐘，成功養成良好運動習慣。

【笑技】

I先生原本就是個性開朗、笑容常在的人，診斷後更是有意識地讓自己笑口常開，將「微笑」當作每天的功課來實踐。

除了確實落實以上五大準則之外，I先生還毅然戒除了長年以來的壞習慣。例如他原本近五十年來每天抽四十根香菸，每週還會飲用2升的日本酒。這些習慣，I先生在初診後便全部戒除了。

那麼，為何會出現這般神奇的轉變呢？我認為，雖然I先生確實落實五準則的各項行動是主要原因，但真正的關鍵，應該是他的心境發生了巨大變化。

依我觀察，I先生的內心轉變大致可分為三個階段。

【第一階段】——接受「罹癌」的事實

由於長年過著菸酒不離身的生活，I先生其實心裡有數：「如果哪天真的生病，也不奇怪。」儘管他心存僥倖，以為自己還撐得住，可當真正接到「罹癌」診斷時，他回憶當下的心情是——「果然逃不掉了。」這種淡然接受的態度，反倒使他迅速沉著地面對現實，並促成後續積極改變的第一步。

【第二階段】——面對「癌末宣告」

緊接而來的，是被醫師宣告：「若不治療，最多只能再活三個月。若使用抗癌藥物，也只能延長至半年或一年。」I先生回憶，當時他如同「半隻腳已踏進鬼門關」。但與此同時，心底卻有個聲音在吶喊：「我還不能死。」

雖說他當時並沒有特別想完成的夢想或未了的心願，可那句話，正是他真誠面對生命的吶喊。更重要的是——他冷靜地接受了癌症已進入末期的事實，並下定決心：「我要活下去。」

【第三階段】——加深決心

I先生曾對我說：「初診時，我有聽到醫生你說『程度不算嚴重』。」但老實說，我完全不記得自己說過這樣的話，當時的我甚至不可能說出這種話。畢竟根據影像判斷，我認為若不採取任何治療，別說三個月，甚至連一個月都可能撐不下去。

然而，I先生卻因為「既然不嚴重，那應該會好」而下定決心「重新做人」。

我開始仔細回想，自己是否真的說過那句話。想著想著，腦中浮現出初診時的場景——

當時我一邊查看影像資料，一邊請I先生躺上診療檯做腹部觸診。出乎意料地，我摸不太到原以為會明顯出現的腫瘤。也許就是在那一瞬間，我不自覺喃喃自語：

「嗯……不怎麼嚴重嘛……。」

我的本意其實是「與影像上所見相比，觸診結果看來似乎沒那麼嚴重」。這句低聲自語被I先生聽見，誤解為我在說他「病情不嚴重」，成就了這場「美麗的誤會」。

不論如何，I先生聽到這句話後，原本僅僅是「我還不能死」的意志，轉化為「那我應該會好起來」的堅定信念。我相信正是這份心境的轉變，成為他調整生活習慣、落實五準則的強大動力，也使他重新啟動了身體的免疫機制。換句話說，他的身體再次擁有了修復自我症狀的能力。

就我的觀察，I先生在整個過程中從未展現出「拚命努力」的樣子。他並未逼迫自己，而是保持高度的自制力，對抗「想抽菸」、「想喝酒」等習慣性誘惑，堅持戒除過去的生活方式，穩定實踐全新的生活習慣——

這一切，最終帶來了驚人的轉變。

然而，多數人在意識到「我還不想死」的那一刻起，往往也會陷入焦慮與恐懼。一旦感受到「這關係到我的性命」，人自然會開始追尋更多、更有效的治療方式。

「真的光靠這些就行嗎？」

「有沒有更有效的藥？」

「有沒有更厲害的醫生？」

「是不是還有其他療法？」

於是便開始不斷向外尋求「能治好癌症」的方法，不知不覺間，原本「不想死」的念頭轉化為對「活下來」的強烈執著，而這份執著反過來又強化了焦慮，最終讓人陷入「為了治療而活著」的狀態，把整個人生都繫在「治好癌症」這一件事上。

我完全能理解這樣的心情，不過這種做法從根本來說，其實是錯誤的。

如果你正是癌症患者，請靜下心來問問自己——

你，是為了治療癌症才出生的嗎？

你的一生，真的是為了「治好癌症」而存在嗎？

你心中其實有真正想做的事情，只是目前因為癌症而無法去做，所以才需要治療。

換言之，治療癌症，只是為了實現人生目的的「手段」，而不是人生的最終目標。

I先生坦然接受了餘命宣告，並下定決心：「我要把病治好」。但他的重心並非放在「如何對抗癌細胞」，而是專注檢視自己的生活方式並積極修正。我相信，在這段過程中，他一定也曾感到不安，不過他選擇以「即使如此也要笑著面對」的思維戰勝內心的恐懼。

我從這裡，看見了他真正的堅毅。

畢竟，沒有人能保證結果會如何。

就算最終真的無法痊癒，他也能毫無遺憾地說出：「無妨，我努力活出我自己的人生，該做的我都做了。」

正因如此，I先生才能全心投入五準則的實踐，並在四個月後迎來屬於他的奇蹟。

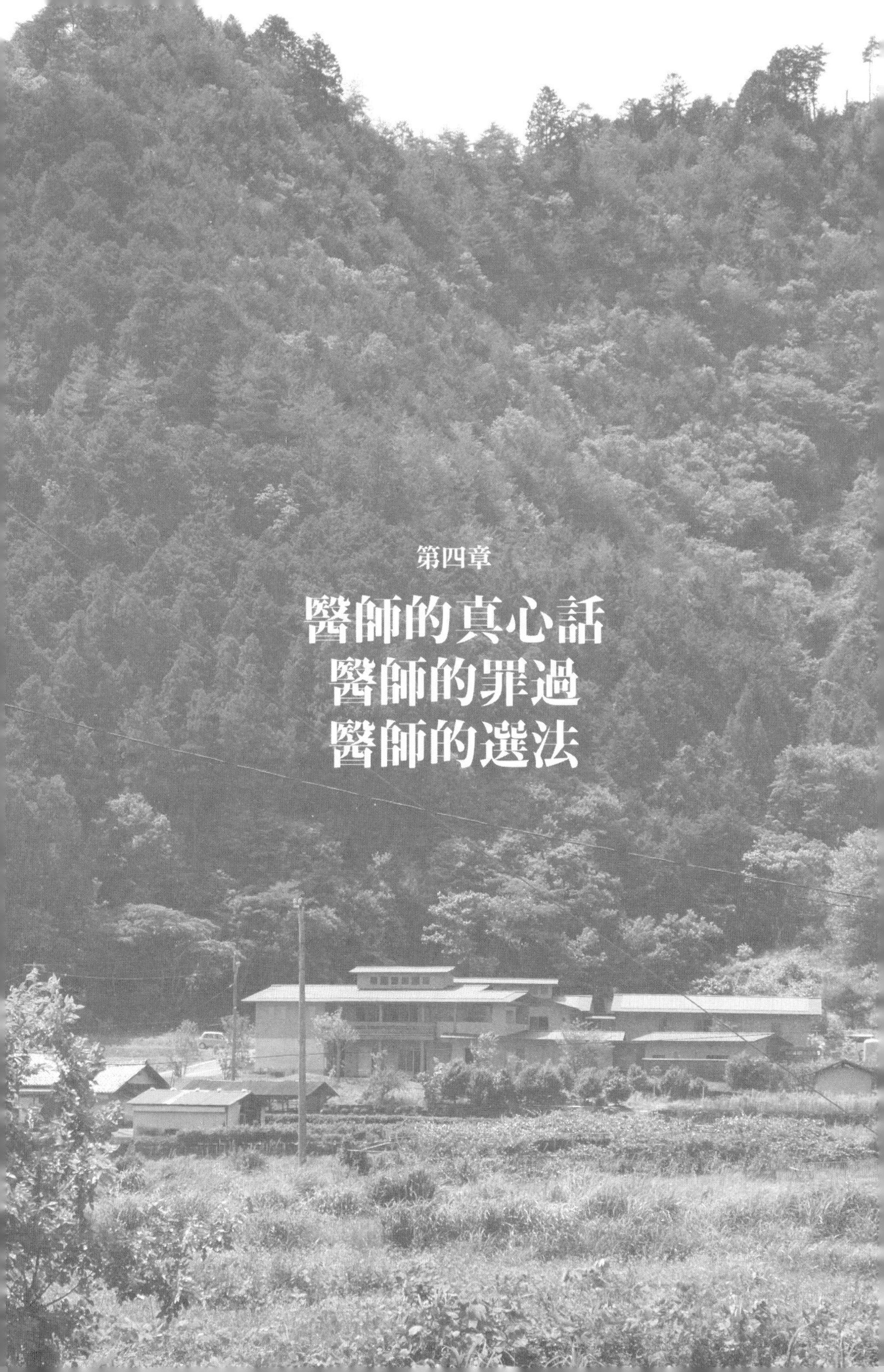

第四章

醫師的真心話
醫師的罪過
醫師的選法

●別被醫師的個人價值觀牽著鼻子走

當醫師一口咬定「已經沒救了」，那麼在他眼中，這位癌症患者的病自然也不可能好轉。因為這正是他從西洋醫學中所學到的結論。

尤其是只學習過西醫，並對其深信不疑的醫師們，大多會在第四期癌症患者身上貼上「無法治癒」的標籤。然而現實中，戰勝第四期癌症、恢復健康的患者並非少數。因此，我們絕不能盲目相信醫師貼上的「第四期＝沒救了」的標籤。

創作歌手杉浦貴之先生便是一個例子。他曾罹患罕見的腎臟癌，當時醫師告訴他：「得了這種病的人，沒有人能活超過兩年。」然而二十年過去了，他仍然精神奕奕，在日本全國舉辦演唱會，為癌症患者帶來希望，我認為這是非常有意義的事。

醫學家是科學家，他們所陳述的觀點，100%來自科學根據。也就是說，他們的信念來自數據與實證，並且全心追求正確性。

然而，「醫者」與「醫學家」是不同的。作為醫者，當然也要重視數據與實證，可更重要的是要傾聽患者、理解他們的價值觀，結合自身的臨床經驗與磨練而成的直覺與判斷，從整體觀點思考出「對這位患者來說最好的方法」。這就是醫者應有的信念。但換句話說，也就是「醫師個人的價值觀」。

問題是，有些醫師會用這樣的價值觀對患者強勢指導：「做這個治療就對了。」幾乎是命令式地迫使患者接受自己的看法，這樣就有點不恰當了。治療方式的選擇權，理應屬於患者本人。醫師的角色，只是提出建議、提供協助，而非主導一切。

許多醫師會混淆「科學」與「價值觀」。他們所信奉的科學，雖能對癌症提供一定程度的數據解釋，不過對於「第四期癌症也可能痊癒」這樣的事實，卻無法做出合理說明。

既然如此，那不過就是他們個人的「價值觀」罷了。若醫師硬要把自己的價值觀強加在患者身上，說穿了，就是非常不合理的行為。

科學也許有正確答案，可價值觀從來沒有絕對正解。所以患者千萬不要盲目地被醫師的信念牽著走。

如果你能認同該醫師所說的話，那也無妨，畢竟大多數醫師都沒有惡意。但如果心中浮現「總覺得不太對勁」的疑慮，那麼請果斷換醫師，尋找那位「說出你能接受之內容」的對象。

請務必記住，治療的最終決定權在你手上。如果你認同某位醫師的說法，就可以考慮採納。如果不認同，也請勇敢說「不」。

●醫師殺人不用刀

你試過這樣的情境嗎？當肚子餓的時候，只要閉上眼睛想像嘴裡含著一顆酸梅，唾液就會自然湧出。

這就是一個最簡單的例子——即使沒有實際行動，光靠想像，身體也會出現生理反應。

這樣的反應來自於自律神經的控制，而免疫系統也是透過自律神經來運作的。當副交感神經占優勢時，淋巴球就會活躍，進而抑制癌細胞的擴散。

相對地，若人長期處於焦慮、恐懼或孤獨的情緒中，交感神經會被過度刺激，引發所謂的「戰鬥或逃跑」反應，此時會分泌大量顆粒球，而顆粒球反而會促進癌細胞的活性。

淋巴球是否能正常運作，正是取決於自律神經的平衡。而自律神經極容易受到「想像」的影響，這已是無庸置疑的事實。

你聽過「表觀遺傳學（Epigenetics）」這個名詞嗎？這是當代最前沿的細胞生物學領域之一，其中證明：人類的意識與所處環境，會直接影響細胞與基因的表現。

換句話說，你的念頭，真的能改變身體。

無論你做了多麼積極的治療，又或者再怎麼努力改善生活方式，只要你的內心一直存在著以下的念頭——

「這種東西根本沒用吧……。」

「怎麼做都不會變好……。」

「反正最後還是會復發……。」

那麼，原本可能有效的事物，也會因此失去功效。

相反地，就算是某款療效幾乎等於零的保健食品，如果是由你信賴的人親手交到你手上，並堅定地告訴你：

「我就是靠這個讓癌症消失的！你也一定可以！」

當你抱著希望服用它時，不僅真的會感覺精神變好，甚至癌症也會因此縮小。

這便是「安慰劑效應」的力量。它不是虛構，而是實實在在存在於人類身上的一種反應機制。

人的「思想力」既可以創造好結果，也能帶來壞影響。從這一點來看，就知道「想像的力量」有多麼強大了。

許多醫師往往低估了「思緒」對癌症造成的深遠影響，未曾意識到自己說出口的每一句話，可能為患者帶來莫大的勇氣，也可能帶來毀滅性的打擊。

我認為，沒意識到這一點的醫師恐怕為數不少。正因如此，他們才會毫不猶豫地說出像是：

「我們醫院無法提供這種治療，我來幫你轉診去你想去的醫院吧。」

或是「現在只能做緩和療護了」這樣的話，甚至連正眼都不願看患者一眼。

面對一心只想戰勝疾病的患者，怎能說出這種話？每當我聽見這樣的例子，心中便怒火中燒，憤慨難平。

很多癌症患者就是因為被醫師的話深深刺傷，進而喪失了求生意志，懷疑自己活著的意義，這無疑是削弱了身體原本擁有的自癒力。

曾經有一位患者在接受標靶治療藥物後，成功消除了肺癌。

我當場開心地高聲歡呼：

「真的消失了耶！太棒了！」

腫瘤的確完全不見了，我由衷替他高興。

沒想到，患者卻回我一句：

「幸好醫生你很高興……。」

我不禁疑惑地問他：

「只有我高興？你難道不覺得開心嗎？」

他搖搖頭說：

「不是啦，醫生。這張X光片是我在●●醫院拍的。」

「嗯……。」

「你知道●●醫院的醫師看到這張片子之後說什麼嗎？竟然是『這個一定會復發』……。」

當下我一時語塞，不知該怎麼回應。

我心想，那位醫師大概是出於自保心態才講了這句話吧？如果之後真的復發，就可以說：「早就告訴過你了。」

或許●●醫院的醫師在臨床判斷上沒有錯，但我更在意的是，他是否顧及了「做人的道義」。

同樣是傳達一樣的資訊，語氣若能稍作修飾，不是更好嗎？

比方說：

「哇~腫瘤真的消失了呢，太棒了！不過還是不能掉以輕心，說不定哪天又會冒出來，所以一定要持續觀察身體的狀況喔。」

若是這樣說，患者或許會回應：

「是啊，這下可不能大意了，絕不能再重蹈覆轍，回到以前的生活方式。」

這樣不是大家都能心安理得、皆大歡喜嗎？

醫師應該更有自覺，意識到自己所說的每一句話，可能對患者造成何等深刻的影響，甚至會削弱其自癒力。我時常提醒自己，想當醫師，得先學會「為人」之道。

●醫師為何會對患者說出難聽話？

心情低落時，預後狀況也往往跟著惡化。而讓患者心碎的元凶，其實往往正是「醫師」。

患者會去醫院，是因為他們渴望痊癒，他們信賴醫師，是因為深信醫師能幫助他們戰勝疾病。

然而，有些醫師卻說出這樣的話：

「你往後的人生，就是反覆住院與出院了。」

「用這種藥也沒救了，怎樣都不會好。」

「大概只剩兩個月了吧？」

即便是意志堅強如鋼鐵的患者，聽到這樣的話也難免心碎落淚。就算醫師說的是事實，難道沒有更婉轉、更體貼的說法嗎？

為什麼醫師總會對病患，尤其是末期癌症患者說出如此冷酷無情的話語？

我認為，原因有二：

第一，是「沒嘗過失敗」。

許多醫師自幼成績優異，從小便是學業頂尖的優等生。念名校、考醫學院、通過國考，走到哪都被尊稱為「醫生」，備受倚賴與敬重。

這樣一路順風順水地走來，難免會讓人變得傲慢，自然也就無法體會身陷苦境、飽受折磨之人的痛苦與恐懼。

年輕時的我雖稱不上菁英，但也頗為自負。直到自己罹癌，面對生命的試煉，才終於意識到自身的傲慢，並從中學會了謙卑與體諒。

第二個原因，是「心靈已死」。

「忙」字旁是豎心加個「亡」——忙碌到心靈死亡。

醫師的工作節奏非常緊湊。不是沒時間，而是根本沒有「餘裕」。看診時，醫師的腦海裡可能早已在計算下一位患者、接下來的手術、值班時段，甚至是今晚能不能下班。

「這位看完，接著是那位。看完那位還有場手術。啊對，今天還要值班……」

「所以這位患者，我最多只能看三分鐘。」

這樣「倒數式」的看診節奏，導致醫師心神不寧，患者明明就在眼前，卻好像完全沒被看見。

我曾遇過這樣的情況。當時，我轉介一位患者住進某家醫院，為了與該院主治醫師商討病情，我親自前往探視，但這位醫師卻連正眼都不看我一眼。

我人就站在他面前，他卻頭也不抬，不知在寫什麼。

正當我感到莫名其妙時，他把寫好的便條紙交給護理師，然後護理師再轉交給我。便條紙上寫著：

「我現在很忙，沒空說話。」

說真的，直接遞給我不是更快嗎？我專程跑這一趟，結果這樣被對待，真讓人氣炸。

我們同為醫師，而且他還比我年輕，這態度是什麼意思？

後來，我終於有機會與這位醫師好好交談，才發現他其實是個好人。

他並非無禮，只是太過忙碌。

他的語氣與眼神中透露著強烈的使命感——想拯救更多生命，是他選擇這條路的初衷。

「忙」——正是醫師缺乏同理心的最大原因。

一來，是未曾經歷人生的失敗；二來，是過度忙碌而使心靈麻痺。這兩者交織之下，讓人逐漸遺忘了「醫者應為人本」的初衷。

●傲慢醫師與小鋼珠事件

儘管我現在說得頭頭是道，但其實也不過是比以前好了一點而已。

當年還在外科任職時的我，完全就是傲慢的化身。

那時，有一位六十多歲、患有糖尿病並半身麻痺的男性患者罹患胰臟癌，由我負責手術。

由於他長期服用抗凝血藥物，為手術增添不少難度。不僅術前需停藥，恐有腦中風風險，術後還需嚴格控制血糖等各種併發症。

再加上胰臟癌本身就是外科手術中最棘手的類型，這場手術可以說難度極高。

手術前一日，我例行前往病房與患者打招呼。

「明天就要手術了，請多多配合喔。」

笑著說這句話是我當時的習慣。但那天，我多問了一句：

「手術結束後，你最想做什麼呢？」

結果對方微笑回答：

「咦？手術後啊？當然是打小鋼珠呀！」

那一刻，我整個人氣炸了。

（你知道這手術有多難嗎？那可是得動用最先進技術的高難度手術耶！併發症又一堆，還有糖尿病、麻痺、腦中風風險……我是為了讓你去打小鋼珠才接這台刀的嗎!?這麼辛苦的手術，你術後好歹也該做點回饋社會的事吧!?）

我越想越生氣，氣到無法自已。

不過後來想想，這名患者根本沒有錯。手術若能成功，恢復健康後去打小鋼珠又有何不可？

真正的問題在於我太傲慢了。覺得醫師很偉大，我都幫你做這麼困難的事了，你竟然說要去打小鋼珠？

我甚至氣到向當時的上司抱怨：

「他竟然說要打小鋼珠！這像話嗎？」

沒想到上司只是淡淡地說：

「打小鋼珠？很好啊，沒什麼不好。」

他說得沒錯。如今的我早已明白，患者能恢復健康就是最重要的事。但彼時的我，實在太傲慢了。

醫師存在的理由

這是另一段我在外科時期的回憶。當時我負責治療一位罹患硬胃癌的女性患者。她長得非常漂亮，卻從不露出笑容，給人一種冰山美人的印象。

直到某天，她破天荒地笑容滿面，讓我忍不住問：

「今天心情很好喔？發生什麼事了？」

隨後她娓娓道來。

原來那天剛好是女兒節，護理師提議一起摺紙，做男女人偶。她手麻得厲害，動作不太靈活，但因為她很喜歡紙藝，所以還是努力地摺。即便在醫院的每一天都很煎熬，可沒想到有一天竟然能在這裡玩摺紙，覺得好有趣、好快樂。

「這是我住院以來，第一次覺得活著真好。」

就只是摺了個女兒節人偶，竟能讓這位平日嚴肅的患者發自內心微笑，甚至說出「活著真好」這樣的話。

我一直以為自己所做的治療是為她好。因為無法動手術，所以主要以抗癌藥物為主，副作用極強，讓她受盡折磨，臉色總是非常難看。而護理師卻僅用一個小小的摺紙活動，就讓她重新露出笑容。

我心中不禁自問：我究竟在做什麼？雖自認治療上沒有錯，但卻深感挫敗。在她難熬的住院生活中，唯一為她帶來光亮的，不是我，而是那位護理師。

這件事讓我開始思考：醫師存在的理由是什麼？

現在的我認為，「治好病人」這樣的想法太過自負。

醫師只是患者重拾健康的協助者，真正治癒疾病的，是患者自身的修復力。

直到今天，我仍在反覆思索：「我作為醫師的存在價值究竟是什麼？」

●治癒癌症的關鍵，在於自己

過去的我，以及許多醫師，常常站在高處對患者說：「我會幫你把癌症治好。」若順利痊癒也就罷了，萬一情況不妙，醫師就會說：「唉，又復發了，可能已經轉移了吧……。」這只會加深患者的不安與恐懼。

而現在的我，則會這麼說：

「我們一起來把病治好吧。」

然後，我會補上一句關鍵問題：

「對了……你想治好病，是為了什麼呢？」

我相信，治癒癌症不是目的，而是手段。

人生中有想完成的夢想、想見的人、想去的地方。癌症妨礙了這些願望的實現，我們要治癒它，是為了能再次朝著夢想邁進。

我還會再問患者：

「〇〇，你覺得自己為什麼會得癌症呢？」

大多數人都會回答：「壓力太大。」

而這些壓力，幾乎都來自人際關係——丈夫、上司、同事等。

「他說了那種話」、「她做了那件事」，等等。

可也許，真正的問題並不在他們身上，而在你自己怎麼看待這些事。

因為我們無法改變別人，只能改變自己。而壓力，也許就是由「自己的反應」產生的。

當心態改變了，壓力就可能隨之消失——不如說，就讓它消失吧。

說到底，所有問題的根源，還是在自己身上。治癒癌症的關鍵，也正掌握在你自己手裡。

你聽過一本叫《癌症完全緩解的九種力量》（作者：凱莉・透納）的書嗎？

這本書彙整了超過一千位從第四期癌症康復的患者所實踐的生活方式。這些人之所以達成「完全緩解」，有九項生活習慣是共通的。

我至今仍記得第一次讀到這本書時，那種震撼感。它帶給我前所未有的啟發，如今也成為我不可或缺的寶典。

書中介紹的多是海外案例，而接下來的章節，我將分享我親自接觸過、實際走過癌症療癒之路患者的故事，作為本書的結尾。

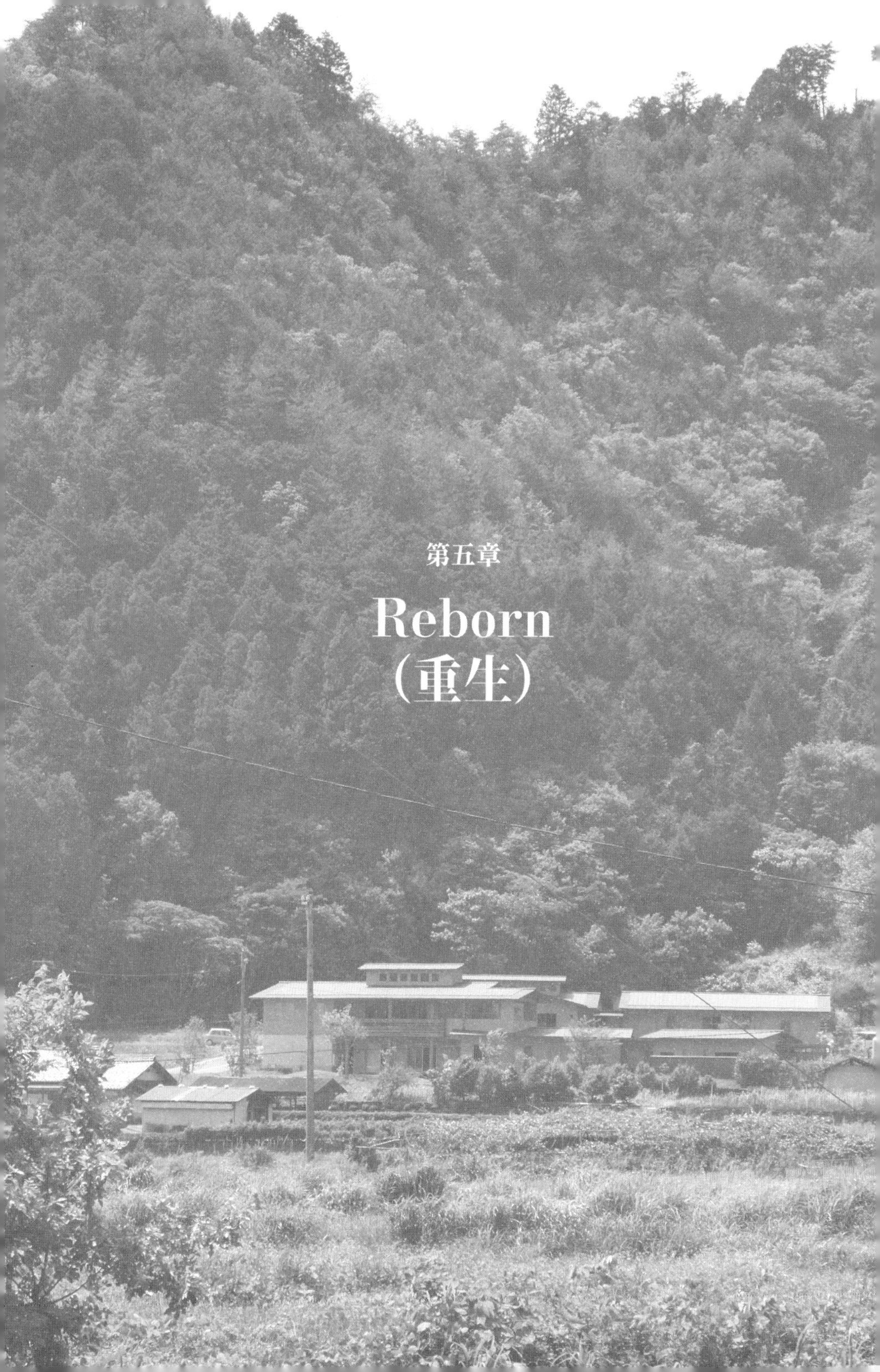

第五章

Reborn（重生）

脫胎換骨，回到最原始也最真實的自己

我有時會問一些癌症末期的患者這個問題：

「如果上天在你離世前，賜予你整整一天的時間，你會想怎麼度過？」

幾乎所有人都回答：「平凡地過一天就好。」

是的，平平凡凡過一天。

我們每日生活的點滴，原本就是上天的恩賜。然而，在日復一日的平凡中，人們往往逐漸忘了珍惜，甚至習以為常。直到某天突然得知自己罹患癌症，強烈意識到生命的有限性時，才驚覺，原來每天能像往常一樣醒來、吃飯、工作、與人說話，就是一種無比的幸福。

你是否聽過這樣一則寓言？

有隻螞蟻為了覓食離開了巢穴。途中牠發現了一些食物，但要帶回家，必須穿越一道深谷。螞蟻在原地反覆思索：是該繞遠路找比較好走的路？還是用樹枝搭座橋？

牠的腦中充滿各種方法，整個心思都圍繞著「如何跨越深谷」打轉。這時牠突然驚覺：

「咦？我幹嘛這麼執著於怎麼過這個深谷？我是來找食物的吧……」

結果牠又繼續回到與深谷的拉鋸之中，早已忘記當初的目的。

我所接觸過的癌症患者，幾乎都陷入這樣的狀態。一得知罹癌，腦中就只剩下一個念頭：「要治好、要治好、一定要治好！」

我自己當年也是如此。

英文裡有個字叫Reborn，意思是「重生」。癌症，其實就像是生命對你的低語：「該做出改變了。」

但這個「改變」並不是要你變成另一個人，而是回到你本來的樣子，那個最純粹、最真實的你。

癌症，往往是由生活方式長期失衡所導致。背後的誘因可能來自累積已久的心理壓力（特別是與人際關係有關的情緒習性），再加上對睡眠、飲食、運動、保暖與歡笑的忽視，終於在某一天顯現為病症。

當你對自己說「這也沒辦法啊」「我只能這樣過」而任憑不良習慣持續十年以上，癌症，便會悄然現身。

西方醫學將癌症視為一種「惡」，治療策略也以「排除它」為目標。但即使透過手術、放射線或抗癌藥物將腫瘤消除，也並不表示戰役就此結束。因為總有復發與轉移的風險伴隨左右。

癌症其實是生活習慣病的一種。因此我們需要回頭檢視罹癌之前的生活型態，並徹底做出改變。不過，要朝什麼方向改變，也非常重要。不是去模仿他人，而是重新走回真正適合自己的生活方式。我稱這個歷程為：重生（Reborn）。

當一個人用重生的心態，踏實地實踐「五準則」——改善飲食、充足睡眠、適度運動、保持體溫，以及歡笑，癌症就會自然地被修復，而不是被「剷除」。它將不再有立足之地，最終悄然消退。

我始終想打造一個能真正實踐這樣「重生」理念的地方，於是回到我的故鄉——岐阜縣洞戶，這個曾陪我度過康復歲月的地方，設立了名為「重生洞戶」（Reborn Holy Door）的設施。

這裡是一處靜修型防癌設施，提供癌症病友遠離過往生活壓力，重新培養健康習慣的地方。

大多數的癌症並非突如其來，而是多年生活模式堆疊下的結果。癌症其實是在傳達一個訊息：「是時候改變了。」

什麼是重生？不是變成別人，而是蛻變為最原始、最真誠、最貼近自己本質的模樣。回到初心，回到對生命的熱情與渴望。在好山好水好空氣的大自然中，學會與自己相處、養成新生活節奏，重新啟動人生的意義與方向——這，正是「重生洞戶」的存在宗旨。

●打造一座因癌症而蛻變生活方式的設施

為什麼我會想設立一座實踐「重生」理念的設施？這背後，其實有一段深刻的歷程。

1990年代，日本尚未導入長照保險制度，當時幾乎沒有醫師會為了提供居家醫療而選擇獨立開業。但我辭去了外科醫師的職務，懷抱理想踏上居家醫療這條少有人走的路。

隨著長照保險制度上路，我設立了日間照護中心等可接送長者的服務機構。面對社會快速高齡化、失智症患者日漸增加，我又創辦了小規模多機能的整合式照護設施。為了串聯這些服務並發揮最大的醫療協同效益，我也開設了訪視護理中心與居家照護支援事業所（照顧管理中心），並以「協助癌末患者在家中善終」為核心，提供全方位的在宅醫療照護。

我深知醫療現場永遠充滿變化，總有新的挑戰與需求。因此，我始終重視第一線的聲音，朝著心中的理想醫療藍圖，一步步不懈前行。

然而，就在此時，我自己也罹患了癌症。那時正值事業拓展之際，財務壓力沉重，心中仍有許多夢想尚未實現，我感覺整個人生彷彿被一塊厚重的鐵板阻隔，無法繼續前進。

極度的煩惱與痛苦中，我因癌症而徹底體悟到，自己過去總是眼望未來，卻忽視了當下的價值。癌症讓我明白：人生應該活在今天，而非一味擔憂明天。人終究都會走向死亡，但那不該是對未來模糊的恐懼，而是帶著清明的意識，在「此時此刻」活得精彩，最終在某個圓滿的當下劃下人生句點。這份覺醒，正是癌症帶給我的啟示。

然而，在我內心深處，其實一直藏有一個阻礙這份新人生觀的既有想法。那是我長年以來深信不疑的醫學觀。它讓我不知不覺地將「癌症」視為邪惡的存在，將「死亡」等同於醫療的失敗。正因為如此，許多醫師在患者臨終時，才會用「很遺憾」「藥石罔效」這類字眼做結語。

如今回顧過往，我自己也曾毫無疑義地使用過這樣的語言。身為醫師，我認為這樣的態度，是一種深刻的錯誤。

在我眼中，死於癌症的患者，全都是直到最後一刻仍奮力與病魔抗爭的勇者。他們的子女，也必定承襲了這份名為「勇氣」的遺產。

癌症已連年高居日本人死因之首，帶給人們的印象自然是沉重且致命。許多人在被宣告罹癌的當下，彷彿遭遇人生巨變而震驚萬分。

但事實上，癌症也是一次生命喊停的機會——

一個請你駐足反思的時刻：

「我為什麼會得這樣的病？」

「我過去的生活是否出了什麼問題？」

正因為這關乎性命，人們才會以嚴肅的態度面對它。而這正是轉捩點的契機。

透過多年臨床經驗，我發現，能意識到自身生活方式出問題，並在治療後致力改變的人，往往比較不易復發。

反之，那些一心只想「快點治好病，回到原本工作崗位」的人，則更容易再次復發。

也就是說：聽懂癌症所傳遞訊息的人，能從癌症中解脫；不願改變生活方式、不願聽從身體聲音的人，則容易再次招來疾病。

正因如此，我想：人們會不會需要一個空間——

一個能讓他們真正靜下心來，傾聽癌症的話語，從根本轉換生活方式的地方？

這個社會擁有各種醫療機構，提供西醫治療；也有許多臨終照護機構，以服務精神陪伴患者安詳離世。但卻鮮少有一座設施，能幫助人真正理解癌症所要傳達的訊息、引導人改變舊有生活模式，讓癌症自然遠離。這樣的空缺，讓我下定決心推動這個構想。

年過六十，我不僅是治療癌症的醫師，也長年從事末期病患的居家醫療。早年我曾一心想建立安寧療護機構，讓病患得以在生命最後時刻過得安心、自在。

可在我親身經歷癌症之後，原有的構想出現巨大轉變。我不再只想蓋一間讓人「好好離開」的地方，而是要打造一座讓人從癌症中覺醒、重新活出自己人生的設施。

若不是自己罹癌，我不會產生這樣的想法。是癌症讓我真正體會到：傾聽癌症所傳遞的訊息，比單靠治療本身更重要。

癌症不是敵人，不是惡魔。它只是忠實地反映出你過去的生活方式。癌細胞是身體的一部分，癌症其實就是你自己。

我希望，更多癌症患者都能明白這一點。也正因如此，我立下志願：一定要打造出「一座能幫助人聆聽癌症之聲」的設施。

罹癌，是一次徹底改變生活方式的機會。實際上，因為罹癌而轉變人生觀、生活節奏的人比比皆是。患者不一定要聽從醫師的話，不過我認為，他們應該聽聽癌症在說什麼。

這不是醫療行為，而是生命智慧。我相信，只有這麼做，才是真正的康復之道。

●重生洞戶的具體方針

來到「重生洞戶」的患者，首要之務便是透過自身罹患癌症的經驗，靜心傾聽癌症所傳遞的訊息，並從中找出導致癌症無法消失的生活習慣。

這些習慣為什麼會養成？這其實才是最關鍵的問題。答案往往並不單純，因為我們多數的行為其實源自潛意識，並非理性的選擇，而這些不自覺的習慣一旦長年累積，便會在無形中根深蒂固。

許多人甚至未曾察覺自己有這些習慣，或早已將其視為理所當然、不假思索。

因此，重生洞戶的生活重心，會從「有形」的行為著手，並藉由五個步驟，協助入住者調整生活方式。在這過程中，即使原本內心仍有焦慮、不安也無妨，我們相信只要心態開始轉變，生活便會隨之改變。

這五個步驟圍繞著「五準則」——睡眠、飲食、運動、保暖、歡笑。我們會一一檢視個人原本的生活型態，思考那些讓癌細胞得以生存的行為，然後訂立新生活習慣，並開始實踐。

●重生洞戶的日常風景

透過實踐五準則，從源頭改變造成疾病的生活模式，是重生洞戶最核心的理念。這裡的目標明確：預防癌症、預防復發、預防擴散。

因為我仍負責出診服務，機構日常多由常駐員工陪伴患者，實際與患者共同生活的他們，比我更能貼近每一位入住者的心境。

以下，讓我們聽聽來自一位員工的真實分享：

大家好，我是重生洞戶的工作人員，池田佑莉。我們會根據船戶醫師的指導，陪伴每一位入住者度過每日的生活。

初次抵達的患者中，有不少人一踏進門、剛坐在沙發上就忍不住落淚。我不會追問：「怎麼了嗎？」而是靜靜陪伴在側。有些人流淚後會輕聲說出：

「總算安心了。」

我想，他們或許是因為長時間被不安、焦慮困住，而在這座木造建築、自然環繞的空間中，終於放鬆了緊繃的心。有人甚至形容這裡是「庇護所」，我想那確實是非常貼切的形容。這裡是一個讓人暫時與現實社會保持距離的療癒空間。

我們的餐食以蔬食為主，但會根據患者身體狀況靈活調整。船戶醫師常叮囑我們：「這位需要補充蛋白質，請幫他加顆蛋」、「這位請提供米湯」等等。餐點不是制式化的，而是貼近每一位個體所需。

關於睡眠，我們參考「10－6睡眠法」作為基本指標。但若患者身體真的需要多休息，在這裡就算睡過頭也完全沒關係。當然，機構還是訂有基本的起居作息與用餐時間，這是幫助身體建立規律的一部分。

每日活動如瑜珈與靜坐等，皆採自願參加制。不想參加也沒關係，也不必向任何人解釋原因。如果只是想靜靜地坐著，或到山谷散步、閱讀書籍，那也是再自然不過的選擇。

這裡的原則是：「一切隨心，不必強迫。」我們唯一會建議的是——盡量一起用餐，因為與人共享比獨自用餐更能感受到食物的美好。

此外，也會請大家將手機暫時交給我們保管，幫助大家真正離開平日的資訊壓力與社交干擾。除此之外，幾乎沒有硬性規定。

有些患者初來乍到時會說：「這裡管理也太鬆散了吧」、「怎麼這麼隨便？」

沒錯，正是這樣（笑）。因為在這座設施中，按表操課並無必要。如果所有行動都來自於「應該做」、「被要求做」的義務感，那麼這裡與醫院或家中其實沒什麼不同。而這樣一來，身處「重生洞戶」的意義也就消失了。

有些患者來時滿腔鬥志：「我要治好癌症！」「不能輸給病魔！」但也有不少人抱持著相反的心情——「我想淡忘罹癌這件事，不想被它綁住。」

只是，那種「努力想忘記」的心態，反而是最在意的證明。越是刻意抹去，越是代表它始終占據腦海。

但在這裡，大家會慢慢改變——從「努力遺忘」，變成「自然淡忘」。

有時會在某個瞬間突然想起：「啊對，我是癌症患者」，不過下一秒又忘了。經歷幾次後，癌症的存在感逐漸模糊，心靈也變得更為輕盈。

在這樣無壓的狀態下，身心皆能獲得最自然的放鬆與修復。

我們也接待過許多癌末患者。超越醫師所宣告的「餘命期限」，多活兩倍、三倍的例子比比皆是。這些人有個共通點——他們找到了自己真正想做的事。

其中，我印象最深刻的一位，是T患者。她與我同齡，生日也在同一個月份，因此我們很快就熟識起來。

她是在被宣告「僅剩三個月壽命」後來到重生洞戶的。就算我不是醫師，也能看出她的身體狀況非常糟糕。

在機構餐廳的白板上，常會寫著：「不用努力也沒關係」、「無須當個乖孩子」等

標語，提醒大家遠離「3G」——勉強（がんばる）、強撐（がまん）、固執（がんこ）。

某天，T患者卻哭著告訴我：

「為什麼不讓我努力？努力本來就是我的信念啊！朝著目標努力，才是我想做的事！那才是真正的我！」

我聽了又驚又感動，只能誠懇地回應她：

「對不起，沒有理解妳的心情……那妳就加油吧，全力去做自己想做的事！」

從那天起，她彷彿卸下心防，找到了真正想做的事。

她辦活動、坐輪椅前往夢想地、與想見的人重逢，每一天都過得充實而快樂。最終，她比預期的餘命多活了將近六倍才安然離去。

我只能說——那段人生最後的旅程，真的很了不起。直到現在，她仍是我內心的一道光。

●O患者的案例

接下來，我們將邀請實際入住重生洞戶的患者，來分享他們的生活經驗與轉變。

O女士，今年57歲，六年前被診斷出卵巢癌，並接受了卵巢、輸卵管及子宮的切除手術。進入第七年後，癌細胞開始轉移，蔓延至左肺、肝臟、大動脈周圍的淋巴結與腹膜。

她回憶道：

某年二月，我的主治醫師告訴我：

「在我這裡，已經沒有其他治療方法可用了。」

接著建議我轉入緩和療護。雖然內心忐忑，我還是點頭答應，並與緩和療護醫師進行了諮詢。但我其實不想住院，所以決定先在家療養，等到真的走不動了再說。

家人不放心，積極查找各種資訊，最後透過臉書發現了船戶醫師與重生洞戶。

坦白說，我當時的身體狀況非常糟糕，在家幾乎食不下嚥，連起身都有困難。家人一再懇求：

「拜託妳，去重生洞戶看看吧！」

可我仍猶豫不決。雖然過去曾定期前往熱海接受治療，可對陌生的地方總是感到不安。再加上我以為重生洞戶只是個安寧機構，專為末期患者提供臨終照護。若不是家人苦口婆心地勸說，我大概也不會前來。

最後，我決定先來看看。於是選在某年五月底，體驗三天兩夜的短暫住宿。

一抵達，首先由船戶醫師看診。我立刻問他：

「主治醫師說我已經無藥可救，接下來我該怎麼辦？」

船戶醫師毫不遲疑地說：

「治療方法多得是啊！什麼能用就盡量用上！」

聽到這句話，我心裡忽然湧起希望——也許，我還能活下去。

當時我因腹水而吃不下東西，但在短短的三天兩夜裡，竟然開始能夠進食少量食物了。

要前往大澡堂必須走樓梯，對當時體力虛弱的我而言非常吃力。第一天我連走上走下都覺得艱難，但當我稍微恢復體力，能夠吃點東西後，船戶醫師笑著說：

「洗澡不是唯一理由喔，也可以把爬樓梯當成散步鍛鍊！這裡不論外面下不下雨，每天都能運動，哇哈哈！」

醫師那爽朗的笑聲也讓我笑了出來。我實在無法相信，最近還無法好好走路的自己，竟然能夠上下樓梯去洗澡。工作人員也注意到了我的變化：

「O女士，今天看起來精神好多了呢。」

我笑著回應：

「是啊，真的很感謝大家。我在這裡沒做什麼，就是看看山、看看天空，放空而已，但身體裡的細胞卻像被重新喚醒了一樣，慢慢恢復了活力。」

我的老家其實也在鄉下，風景也很漂亮，只不過車來車往吵雜無比；可重生洞戶不同，這裡除了偶爾遠方車輛的身影，幾乎聽不到引擎聲，只有風聲與鳥鳴。置身其間，真的令人感到療癒。

工作人員問我：「有外出散步嗎？」

我搖搖頭：「體力還沒恢復，不太能走路。不過，跟一週前幾乎無法起身相比，我的狀況真的好多了。」

三天兩夜結束後，我踏上歸途，但心中已有了決定——下次要住兩週以上。

很快，我便再次回到這裡。以下，是我在重生洞戶的日常作息。

六月的清晨五點左右，窗外已泛白，陽光從窗簾縫隙灑進房內。我會在床上靜靜躺著，放空片刻，直到六點半左右起床洗臉。

接著大約七點開始參加瑜珈課程——這是自由參加的活動。第一次來的時候我體力太差沒參加，這次則是先旁觀，然後從「坐在椅子上緩慢活動」開始，花一小時緩緩舒展身體，做完後整個人輕盈許多。

八點半左右享用早餐，是用蔬菜慢火熬煮並過濾而成的「生命湯」。

早餐後，我會接受大約一小時的氫氣免疫療法與還原電子療法。

結束療程後，稍作休息，一轉眼便來到中午用餐時間。

午餐後，同樣進行第二次的氫氣免疫療法與還原電子療法。

下午的時光，大家各自選擇想做的事，有人散步，有人午休，也有人靜靜讀書。我則偏好待在房內，單純放空，讓身心自然放鬆。

到了傍晚五點，我會進行當天第三次的療程，然後吃晚餐，接著是沐浴時間。洗完澡後會有冥想課程，這也是自願參加的活動。對我來說，與其參加課程，我更傾向早早入睡，因此通常不會參加。

這就是我在重生洞戶的一天。每天的安排都相當自由，除了用餐和洗澡有大致時段外，其餘活動皆無硬性規定。即使晚了三十分鐘、一小時，或哪天想休息、不參加也沒問題。這種沒有壓力的生活，讓人非常輕鬆自在。

在罹癌之前，我的生活忙碌又紊亂，白天上班、晚上做家事，總是兩頭燒。當時婆婆因肝癌住院，我也得在醫院與家中之間奔波照料。由於丈夫從事夜班工作，我的作息也被迫配合，長期處於極度不規律的狀態。平均每晚只能睡四、五個小時。

我的脾氣急躁，動輒不耐煩。事後回想，應該是長年累積了過多壓力。

飲食方面更是馬虎。雖然會為家人煮飯，但自己常常只是隨便吃點麵包、配杯咖啡。家人雖然多次提醒這樣的飲食不健康，可我從未放在心上。

每天都過得筋疲力盡，總覺得睡不飽。等到下定決心想調整作息、改善生活品質時，才發現罹患了卵巢癌。

如今回想，身體早已多次發出警訊，只是我沒正視它、沒改變。這才讓癌症找上門來。

回顧過往，我的生活完全背離了五準則：睡眠不足、飲食隨便、不注重保暖、缺乏運動，更別提笑了，反倒常常動怒與焦躁。

但來到這裡，一切慢慢改變。重生洞戶的工作人員，對待我們的方式非常自然。他們不會過度保護，也不會漠視忽略，就像親戚般的存在，有距離，卻讓人感到安心。

很多患者在離開時都會說：「真想再多住三晚。」這句話，我完全能理解。這裡真的太舒適了，令人感激萬分。

我也非常感謝丈夫與所有工作人員，是他們讓我有機會在這樣的環境中，隨心所欲地過著寶貴時光。

重生洞戶與其說是醫療機構，不如說更像是一座溫暖的旅館。這裡不是在「治療」，而是在被自然悄悄療癒。

人在這裡，心情就像個旅人一樣，會忘了自己是病人。這種「誤以為自己很有元氣」的感覺不是強迫自己催眠出來的，而是一種自然的、潛移默化的轉變。而且這種感覺會一天天地越來越強烈。

身邊的其他患者也經常給我鼓勵與肯定，比如說：「妳今天有吃到東西耶！」他們知道我第一次來時是連飯都吃不下的人，如今看到我的改變，就像替自己高興一樣地為我開心。

也有患者說：「妳看起來氣色真好！哪裡像是病人啊？」這不是應酬話，是他們發自內心的訝異與驚喜。聽到這些話，真的讓我覺得非常溫暖，也更加有信心面對明天。

●S患者的案例

接下來是S患者的故事。某年5月，他因逆流性食道炎前往醫院就診，卻在檢查中被診斷為胃癌第三期。隨即接受了手術，切除了整個胃與脾臟，並確認癌細胞已轉移至胃部的淋巴結，隔月開始進行抗癌藥物治療。

同年11月，因抗癌藥副作用導致疼痛、水腫、極度疲憊與焦慮不安，他首次來到我診所尋求協助。儘管他仍在原醫院接受正規治療，我們也一併為他尋找其他可能的輔助方法，希望雙管齊下對抗病情。

從初次問診到後續幾次的互動，我對S患者的印象是——沉穩、認真、堅毅。為了家人、為了生活、為了責任，他把自己全然投身於工作，近乎忘了自己。但接下來，他開始出現明顯的改變。

他坦率地對我說：

「跟船戶醫師談過後，我開始明白自己為什麼會生病。從小我就封閉內心，告訴自己『我不能幸福』『要當個乖孩子』，於是便不斷對自己說謊，這樣過了57年。現在我才發現，這就是我罹癌的原因。

癌症讓我徹底改變了思維。當我開始面對這個問題時，我感受到癌症彷彿在問我：

『你為什麼不照自己的樣子活著？』、『你是在看誰的臉色過日子？』、『你覺得什麼才是最重要的？』——那一刻我才意識到：最重要的是我自己。

以前我總是埋首工作，連吃飯都覺得麻煩，甚至以酒代餐，生活亂得一塌糊塗。雖然癌症的診斷讓我震驚，但內心某處其實鬆了一口氣——終於可以自由了。從現在起，我想好好生活，享受人生。」

之後，除了在其他醫院持續接受正規醫療，S患者也在我們診所進行高劑量維生素C點滴、還原電子療法、溫熱療法與催眠療法等替代與輔助性治療。

然而，癌細胞仍持續擴散。隨著腹膜轉移，他的排泄功能明顯惡化，甚至出現轉移至直腸膀胱凹陷的狀況。接著又出現血便與肺部轉移，不得不接受人工肛門手術。最終，他決定停止無效的抗癌藥物治療。

即便如此，他的人生卻翻開了全新的一頁。他說：

「我想一一實現那些從未做過的事。其中之一，就是在人前唱歌。重生後的我，發現唱歌很快樂。」

他笑稱自己是「重生先生」，開始站上舞台演唱。他原本是那種沉靜內斂、絕不會在人前表演的個性，可卻意外成了樂團的主唱，讓我驚訝不已。

更神奇的是，自從開始展現真實的自我，他的腫瘤標記趨於穩定，即使停用嗎啡，疼痛也未再加劇，血尿也停止了。

S患者每月固定一次前來重生洞戶，與自然共處，享受心靈平靜。他說：「在大自然中，與其思考活著的意義，不如說能直接『感受到』許多事物。」

隔年7月，雖病況仍不樂觀，他卻淡淡地對我說：

「我不再當癌症患者了。」

一般人在病情惡化時，會焦躁不安，照著醫師預告的「期限」逐步走向終點。但S患者選擇不照劇本走。他只專注在自己想做的事情上，結果也真的活得比預期更久。

兩年後的4月，S患者與世長辭。我參加了他的告別式，對他的孩子們說：

「你們爸爸很厲害耶，還當了樂團主唱喔！」

沒想到孩子的反應竟是：

「咦？我爸有唱歌嗎？」

他們根本不知道父親曾在人前唱過歌。這也正是S患者最終實現的信念——孩子有他們的人生，而他也擁有自己的世界。這份不再為他人而活的堅定態度，令我肅然起敬。

他的太太給我看了一本記事本，裡頭寫著：

「做最好的準備，最壞的打算。」

這是一種極具力量的生存態度：即使設想最壞的結果，也絕不放棄希望，確實完成自己想做的每一件事。直到人生最後一刻，他都活得充實、自由、如自己所願。他的哲學深深感動了我，成為我心中永遠不會消逝的一道身影。

●W患者的案例

W患者的故事始於某年四月。當時她因右乳外側出現明顯硬塊，且右手嚴重水腫，前往家鄉的醫院就診。經檢查後確診為乳癌第四期，且已合併轉移，癌細胞擴散至骨骼、頸部與肺部的淋巴結。

主治醫師依據診療指引向她說明病情，並在「治癒可能性」一欄毫不猶豫地打上了叉。醫師接著告知她，現在僅能進行延命治療，並請她儘早與照顧者及親友說明狀況，做好心理準備。聽完這番話之後，W患者立刻下定決心：「我再也不想讓這個醫師看診了。」

W患者這麼說：

「我的孩子有異位性皮膚炎，這三十年來我比任何人都還注重飲食健康，從沒想過自己竟然會罹癌，簡直像天降橫禍。

我一直告訴自己，若哪天真的罹患重病，一定要靠自我修復與自癒力對抗疾病。於是我開始尋找能夠理解、支持我這種理念的醫師與醫療機構，最後找到了船戶醫師。」

某年五月，W患者首次前往船戶診所的「重生門診」就診。她說，船戶醫師不僅以專業身分提供建議，也真誠傾聽她的聲音，語重心長地說：

「癌細胞也是妳的一部分，它們就生活在妳體內。」

「癌症從來沒說過『去死』這樣的話。」

「它就像討債集團，只要妳把債還清了，它自然會離開。這筆債，就是妳過去生活方式的累積，現在該好好傾聽癌症的訴求，並實際去改變。」

與船戶醫師的深度對話讓她驚覺，自己的人生一直處於「3G模式」——硬撐、硬拚、硬脾氣。

「妳的生活方式和日常習慣，都在削弱妳的免疫力。」

過去醫師曾對她說「癌症與生活習慣無關」，但船戶醫師卻給出了截然不同的見解，而她完全認同這番話。

在家人的支持下，W患者決定長期入住重生洞戶，搭配高劑量維生素C點滴、溫熱療法、還原電子療法與荷爾蒙療法等，啟動提升自癒力的療程。

剛入住時，她首先填寫了一份問卷。

其中一道題問：「什麼會讓妳感到喜悅或期待？」

她的回答是：「讓身邊的人開心、能夠幫助別人，這就是我的喜悅與期待。」

工作人員提醒她：「那不是屬於妳自己的喜悅與期待吧？」

這才讓她猛然驚覺，原來自己從未思考過「屬於自己」的期待與喜悅。而這一刻，就是她誠實面對自我的第一步。

在重生洞戶的每一天，她都得以與自己獨處、反思，聆聽內心真正的聲音。在大自然、冥想與釋放淚水的陪伴下，她漸漸卸下層層武裝，開始學會信任體內的力量與自己本身。

過了一段時間，她終於發現自己內心深處有一個長年被壓抑的渴望——「我想被愛」。

她曾以為只要當個乖孩子、好妻子就能被愛，但如今她終於明白，那其實是錯的。

如W患者所說，她並未把重心放在「對抗癌症」這件事上，而是試圖從癌症的存在中找到訊息，思考「這個病想告訴我什麼？」進而重新檢視整個人生。

她長期受到家庭問題困擾，丈夫在外有了外遇。但她仍堅持說：
「即使如此，我還是得盡到身為妻子的責任，好好照顧他。」
我忍不住反問她：
「妳真的要全力照顧一個背叛妳的人嗎？」
她說：「是的，因為我是妻子。」
我嚴肅地回應：
「這樣的想法，太不合理了！」
她一時語塞：「啊？」
我繼續說：
「正是這種念頭扼殺了妳的心靈，也讓妳的身體承受了巨大壓力。」
不只我，其他工作人員也語重心長地提醒她：「這樣真的不對。」
從那一刻起，她開始學會傾聽他人的聲音，也終於下定決心，不再糾結於與丈夫之間的問題，而是全面檢視自己一直以來「應該怎樣」的信念與生活方式，最終決意離婚。

在療程進行期間，W患者的腫瘤逐漸縮小。雖然右手依舊水腫，右腋下也會流出分泌物，但她已不像從前那麼慌張。

某次她因為擔心分泌物的狀況來找我，我爽朗地回了一句：

「會流就讓它流吧！」

她聽後笑了起來，說：

「好像突然覺得釋懷了。」

到了某年11月，她的腫瘤指數回歸正常，確認已達「完全緩解」的狀態。我便鼓起勇氣對她提出請求：

「妳願意成為重生洞戶的工作人員嗎？」

對癌症患者來說，最具說服力的到底是什麼？名醫、名藥、名院固然令人信服，但我認為，真正能給予最大力量的，是那些曾處境相似，甚至比自己更嚴重，後來卻康復了的人——他們的笑容，就是最好的證明。

我希望將這樣的康復者安排在癌症患者身邊，用「活的見證」打破「跳蚤定律」。

所謂跳蚤定律，是一項實驗的發現：原本能跳一公尺高的跳蚤，若被關在十公分高的箱子裡，跳一跳後會自我限制高度，甚至在拿掉蓋子後也無法再跳高。

不過若將一隻仍能跳一公尺的跳蚤放進去，其他跳蚤看到同伴的表現，就會喚起原有潛能，重新恢復原本的能力。

這個定律常用於職場，其實也適用於癌症患者。

例如，有位乳癌四期的患者整天以淚洗面，認為「我快不行了」。這時，一位康復的過來人走進她的世界，輕輕說道：

「妳怎麼能這麼想？妳看看我，不也活得好好的嗎？」

「現在不是哭的時候，要多笑一點，生活會輕鬆許多。去做妳想做的事吧！」

康復者的笑容，勝過任何治療。

我想把重生洞戶變成一個患者與病友互相啟發、互相療癒的地方，而W女士，正是我心目中最理想的人選。

沒想到後來情勢出現意外發展。W女士開始以員工身分參與重生洞戶的運作後，逐漸變得更誠實面對自己的內心，並找到了她真正想做的事。於是她離職返鄉，翻修老宅，開設了一間名為「重生咖啡」的咖啡館，還自稱「重生洞戶分店」隆重開張——完全沒經過我同意（笑）。

不過，無妨。她能夠康復，並找到人生的方向，這比什麼都讓我感到高興。

●Y患者的案例

最後分享的是Y患者的故事。她是一位曾短期入住重生洞戶的牙醫師，亦身為醫療從業人員。這次，她親筆撰寫了在重生洞戶的體驗與心路歷程，以下便是她的手稿全文。

X年6月9日星期二，早上九點從家中出發，搭乘電車再轉接駁車，於下午一點抵達重生洞戶。在踏進這裡之前，我已走過一段漫長又艱辛的旅程。

我出生於1974年，家中經營旅館業，父親則是持有一級建築師證照的公務員，從小我便在這幾句信條下耳濡目染地長大。

「不勞不得食。」
「女人要能靠自己活下去，就算孤身一人也得有專業技能！」
「凡事要全力以赴，用盡全力去做。」
「只要有心，一定辦得到。」
我始終奉行這些話，油門催到底，一路奔跑。壓力與我無緣，每天都自認過得很快樂，工作、家庭、興趣樣樣不落。年年都安排健康檢查，有一年甚至自費加做腫瘤標記，卻在無預警中收到一紙通知：
「不排除轉移性癌症的可能，請立即進行精密檢查。」

X－2年12月25日
診斷結果為大腸癌第四期，合併多發性肝轉移與多發性肺轉移。
醫師告知：不論是否接受治療，預估存活期皆為一年。我當場呆立不語，先生則迅速展開第二意見的諮詢，帶著病歷資料前往東京，竟奇蹟式地爭取到手術機會。

X－2年12月28日　大腸開腹手術

X－1年年初　植入中央靜脈導管，開始抗癌藥治療

4月底　肝臟大手術

6月　左肺胸腔鏡手術

8月　右肺胸腔鏡手術

術後為預防復發，醫師建議輔助性化療，但因嗜中性白血球減少而中止；改服口服抗癌藥UFT／UZEL，又因嚴重腹瀉而停藥，後續僅以CT與MRI追蹤。

接著，X年3月上旬。CT顯示左右肺與左卵巢疑有轉移，進一步進行PET掃描後，被判定為左卵巢惡性病灶。原醫院未設婦科，故安排轉院。

X年4月6日，轉診後的新醫院診斷結果為「只能以抗癌藥進行延命治療」。自此，我進入了幾乎每天都因副作用而如墜地獄的日子。那時的我，既懼怕死亡，又渴望解脫。

6月4日CT顯示肺部情況暫時穩定，醫師建議切除卵巢，雖強調「無法治癒，只是延命」，並提及卵巢恐有破裂風險，我最終決定接受手術。

一位經歷過大腸癌的大前輩向我推薦了重生洞戶。直覺告訴我應該親自造訪，於是打電話預約，並事前傳真問診資料。

X年6月9日下午1點，我終於抵達重生洞戶。迎面而來的是滿懷溫柔笑容的工作人員。

下午3點接受船戶院長診療。當時的我幾乎連笑都笑不出來。船戶院長的第一句話是：

「Y女士，妳真的撐得很辛苦啊！太努力了，真的太努力了！」

這句話讓我瞬間淚如泉湧……我邊哭邊與船戶醫師談了一小時。

接下來的六天五夜，是我療癒與自我探索的時光。當時我的身體狀況極差，全身長滿濕疹、感到極度疲憊，還有帶狀皰疹與明顯的憂鬱情緒。但我按照醫師建議參與了所有行程：另類療法、DR.ZEN講座、心理諮詢、瑜珈、冥想、料理觀摩、散步……全都照單全收。

工作人員不將我視為「癌症患者」，而是像朋友般與我自然交流，讓我感受到無比真摯的關懷。

在離開前的最後一天，我已能自然地微笑。

「等手術結束，我還想再來叨擾。」

我與大家含淚道別。

X年6月26日，手術順利完成。7月2日提前兩天出院。

7月8日為了見到杉浦先生（※船戶註　前面提到的創作歌手杉浦貴之）獲得「加持」，我臨時決定再訪重生洞戶三天兩夜，再度與工作人員相見歡。診察時，船戶醫師開心地說：

「Y女士，妳簡直換了個人啊（笑）。發生什麼事了嗎？」

「是啊，雖然才剛開完刀，但我身體狀況很好，就想來療養幾天。」

「太好了太好了！」

「我下週還會來，請多多照顧。」

「呃……哇哈哈哈！」

我們一起開懷大笑。

之後，我又第三次入住重生洞戶。診察時，醫師問我：

「Y女士，妳有什麼想做的事嗎？」

「我想演講……。」

我想像杉浦先生與北海道的櫻井女士一樣，透過演講分享自己的經歷，幫助更多人。

沒想到醫師竟說：

「那就這週五吧！請妳為重生洞戶的員工演講一小時。」

「可是我還沒痊癒耶……」

「那又怎樣！妳已經康復到令人驚訝的程度了，已經重生啦！」

就這樣，我完成了人生第一次演講，實現了一個夢想。

在重生洞戶，我學會了「活在當下」、「接納此刻的自己」、「活出自己的色彩」。

雖然內心仍常有不安與恐懼襲來，但我已學會與它們共處。我決心與癌細胞一同生活，以愛對待它們。今後，仍需仰賴重生洞戶、船戶醫師與工作人員的協助。也感謝同時期入住的病友們。能在充滿愛與關懷的環境中找回自我，我感激萬分。

最後，我想說說癌症大人教會我的事。雖然這是我心中的祕密，但我決定誠實以對。過去的我，是個偽善者。我否定並厭惡自己的脆弱與缺點，對自己嚴格，也對他人苛刻。外表看似成功，其實只是虛假的善意。我相信，癌症大人是為了讓我反省，給我一次重新開始人生的機會。

我的家人總是鼓勵我笑著面對，當他們說「看到妳漸漸有精神了，真的好高興」時，我感動到幾乎落淚。心中滿是感謝。若沒有家人的扶持，我早就放棄了生存。謝謝你們，我的家人。

●活在當下

罹癌之前，我彷彿總是閉著眼睛，不斷對自己呢喃：「我不可能會得癌症！」而在罹癌之後，則像是睜開雙眼，強迫自己相信：「我會沒事的」。

太太有次對我說——

「自從你得癌症後，整個人變得更固執、更任性了。」

聽到這句話，我反而感到開心。

其實，在罹癌之前，應該說從小時候開始，我就是個頗為任性的人。隨著年紀增長，我開始壓抑這份任性、強迫自己忍耐。那份被壓抑的自己，也許正是導致罹癌的原因。

我覺得癌症像是對我發出的警告：「戒掉三個G吧——硬撐、硬拚、硬脾氣。否則就會復發喔。」因此，我決定不再勉強自己，回歸那個本來就有些任性的我。

「現在這樣，才是我真正的樣子。因為，我本來就是個任性的人嘛。」

我笑著這樣回答太太。也許，能夠如此坦率地說出這樣的話，就表示我與癌症的緣分差不多也該斷了。

當然，我口中的「任性」並不等同於自私或目中無人。確實有些患者會以「我可是癌症患者」為由，過度要求周圍人關懷或體貼，甚至主張「癌症患者最大」，將任性合理化。這樣就失去原意了，那已不是「癌症患者」的問題，而是做人處世的態度。

我想強調的是，做自己，不代表要帶給他人困擾。最重要的，是學會傾聽內心的聲音，對自己誠實。

癌症像是在對我說：「人生所剩時間不多嘍。」如果用足球比喻，就好比被出示了「黃牌」。當黃牌出現在眼前，更該把握時間去做真正想做的事。如此一來，即使當下處於落後狀態，也還有可能進球扳平比數，迎來人生的延長賽。

近年來，為了更深入了解前來就診的患者，我在門診時不再拘泥於看診時間，總是盡量與每位患者好好交談。

當患者抱怨：「怎麼要等這麼久啊？」

我會馬上回一句「真的很抱歉」，不過老實說，那只是出於禮貌，並非真心愧疚（笑）。如果真的不滿，那就別來也沒關係，畢竟醫療機構這麼多。現在的我，臉皮早已鍛鍊得很厚了（笑）。

這二十年來，我每個月都會召開一次全體朝會，包括診所、重生洞戶、小規模多機能設施、日照中心、復健中心等，各部門員工合計約兩百人。要大家全數到齊並不容易，但我總會盡力邀請，希望能分享經營理念、診所的方針與未來展望。

然而，自從罹癌後，有一段時間我無法在朝會上侃侃而談，也說不出任何未來的計畫。那時的我，徹底失去了方向感，不知道接下來該怎麼做。

罹癌之前，我總是努力為患者規劃未來，並以「為了明天該做什麼」為思考起點。所有努力與付出，都是為了實現「未來」這個目標。

罹癌之後，我開始學會與患者分享「活在當下」的重要性。我真正體會到，「當下」不只是今天，也不是幾個小時的概念，而是更微小、更瞬息的片刻——就像鐘擺來回晃動的那一瞬間。

過去的我，總把眼光放在未來，卻完全忽視了當下。總是倒著推演人生，忙於奔赴理想。

而現在的我，終於明白：只有好好把握現在，才能創造出真正的未來。

癌症，實在是個了不起的老師。若非罹癌，我的生活方式恐怕不會有所改變。

我甚至替自己的腎臟癌取了個暱稱，叫它——癌將。

我打從心底感謝這位「將軍」，是它督促我改變，是它讓我從中領悟到諸多生命的真理。

●人瑞的心境

在海外，「人瑞（Centenarian）」指的是年逾百歲的長壽者。據說，許多人瑞即使已臥病在床、行動不便，依然會開朗地說出——

「今天，就是我最幸福的一天。」

不久前，我的門診來了一位１０１歲的阿嬤。雖然有些重聽，但並非失智症。

我向她問道：

「阿嬤，您幾歲了呀？」

她笑得燦爛。我開起玩笑說：

「是25歲嗎？」

阿嬤聽了，立刻回話：

「別開玩笑啦！我啊，已經101歲嘍！」

我請阿嬤幫忙填寫一張圖表。

圖表的橫軸是「年齡」，縱軸是「幸福感」，請她在每個年齡階段填上分數。

通常，人生總是有起有落。根據過往經驗，多數人畫出的圖表會呈現高低起伏，反映出不同人生階段的悲喜。然而，這位阿嬤畫出來的圖，竟從頭到尾都是——100分。

我驚訝地追問：

「真的嗎？從來沒有生病、失落、與摯愛天人永隔這樣的傷痛嗎？人生不可能一帆風順吧？那麼多困難，怎麼還能給滿分呢？」

阿嬤輕描淡寫地答道：

「那時當然很難過，但現在回想起來，還是要給100分。」

我又問：

「那妳出生的那一年呢？應該沒什麼印象吧？」

她笑說：

「當然也是100分啊！因為沒有那個出生的日子，就沒有現在的我呀。」

日日皆是無可取代的一天。我想，正是這樣的心境，讓她活得這麼長壽，也活得這麼透徹。她的笑容與話語令我由衷敬佩，五體投地。

「今天，就是最棒、最幸福的一天。」

若能一直懷抱這樣的心情活下去，無論活到幾歲，都會是充實的一生吧？

我也期許自己，今後每一天，都能這麼說、這麼活著。

後記

請容我再次強調，關於癌症治療，有三項極為重要的核心觀念：

①人類本就擁有自我修復能力②每個人身體裡都有癌細胞③我們終將一死。

其中，①這點與新冠肺炎疫情的防疫重點不謀而合。在疫情蔓延全球之際，各國政府與媒體大力倡導「三密」回避（避免密閉空間、密集人潮、密切接觸），並鼓勵國民待在家中、保持社交距離等措施（以2020年8月為例）。這些做法當然有其必要性，可畢竟新冠肺炎是一種傳染病，預防被感染的方法再怎麼完善，終究會有極限。

隨著病毒進入社區傳播階段，與其煩惱「會不會被傳染」，不如主動培養「即便感染也不會發病」的強健體魄。提升免疫力——也就是激發自癒力——才是真正該重視的要點。這與預防癌症的邏輯完全一致。

免疫系統並不需要你時時刻刻下指令，它本就潛藏在每個人體內，默默運作。至於該如何強化這套機制？本書中已多次提及：健康的睡眠、均衡的飲食、保暖身體、適度運動，以及開懷大笑。這五大準則（加上戒菸與節制飲酒）正是強健免疫力的基礎。

能夠遵守這些原則的人，即使感染新冠病毒，也不容易發病；反之，若過著長期睡眠不足、飲食敷衍、不運動、身體冰冷、不常開懷大笑的生活，又抽菸又酗酒，那麼即便戴口罩勤洗手、防疫再嚴謹，依舊無法完全避免感染帶來的後果。

這就如同②所說的：人體每天都會自然生成癌細胞。當免疫系統無法即時將其清除時，癌症便會發展起來。

不過，我相信讀到這裡的你，應該已經明白，無論是新冠肺炎，或是癌症，其實都像是一場來自身體的提問：

「現在的生活方式，真的沒問題嗎？」

如果你還沒有被癌症診斷、也尚未感染新冠，但卻因為新聞報導而焦慮萬分，與其整天擔憂，倒不如踏實地打造一具值得信賴的健康身體。

想想看本書中提到的I患者。即使被宣告僅剩幾個月可活，依然能使九成的惡性腫瘤自然消失。這正是人體潛藏的自癒力，而這份力量，人人皆有。

不過這種力量能否發揮，取決於——你的生活方式與日常習慣。

請相信自己的身體，並且過著連自己都信得過的生活方式。這，就是所謂的「自信」。

而「自信」的基礎，來自每天一點一滴的健康生活習慣。

我始終相信，唯有真正落實健康生活習慣的人，才有可能免於癌症與新冠肺炎的考驗。

當不安襲來，獲得正確資訊固然重要，卻不是唯一解方。若一天到晚接收與癌症或新冠肺炎相關的負面消息，即使資訊正確，也難以安心。那些無法帶來希望的資訊，一天知道一次就夠了。其餘的時間，請用來享受生活。

最後，談談③：「我們終將一死」。

沒有人是為了治癒癌症、避免感染新冠而誕生在這個世界上的，也沒有人是為了與疾病搏鬥而活著的。然而，我們卻經常被恐懼與不安推著走，逐漸將人生的焦點放在「別得癌症」、「別被感染」這樣的念頭上。

請想一想，我們真的是為了這種目標才出生的嗎？

也許出生之際正值戰亂，也許環境惡劣艱困，不過我相信，每個生命的誕生，都是帶著「想完成某件事」的信念與期待而來到這個世界。死亡雖是嚴肅又殘酷的議題，不容輕談，但對那些長期身心俱疲、承受巨大痛苦的人來說，有時候「死亡」反而是最大的解脫與恩賜。

多數人將死亡視為最恐怖的事，可事實或許並非如此。會選擇死亡的人，其實是為了逃離比死亡更令人痛苦的現實。也就是說，在人生旅途中，的確存在著「超越死亡的恐懼」。

人生處處充滿未知。奇蹟不是偶然，而是為了發生才存在的。

即便罹癌、即便遭遇挫敗、即便人生跌入谷底——

請記得，「儘管笑」，帶著希望挑戰看看。

沒問題的。沒有一場考驗是過不了的。

哪怕再痛苦、再無法承受，生命最終仍會走向「死亡」這個恩典。因此，不會有問題的。

至今，我已陪伴超過上千名患者走完人生最後一段旅程。他們無一例外，最終都平靜地離去。死亡並不可怕，它只是生命的歸途。

這樣的想法，也許過於激進，也許有失偏頗。但我是真心如此相信，且從未動搖。

基於這些思索，我不斷追問自己：什麼是「活著」？癌症的意義究竟是什麼？它想傳遞的訊息為何？我們是否該設立一處真正能傾聽這些訊息的場所？如果無法聆聽癌症的聲音，那還稱得上是「癌症中心」嗎？

正因如此，三年前，我在故鄉岐阜縣關市洞戶，創立了「防癌入住型靜養機構——重生洞戶」。這是一間提供住宿的治療中心，秉持三大理念：

預防癌症的發病（針對一般人）、預防治療後的復發（針對曾接受治療者），預防癌症的擴散（針對癌症轉移者）。

這裡並非安寧病房，而是為了「傾聽癌症主張」而設立的設施。目前仍在摸索與成長中，我期盼能與更多人一同拓展這個希望之地的未來。

最後，謹向不辭辛勞協助本書出版的YUSABUL出版社松本先生，以及在寫作期間提供諸多協助的中先生，致上最深的感謝。

参考書籍（部分）

1. 「安保徹の免疫学講義」安保徹著　三和書籍
2. 「安保徹の病気にならない三大免疫力」安保徹著　実業之日本社
3. 「つくらないがん治療」柳澤厚生著　ジービー
4. 「超高濃度ビタミンC点滴療法」水上治著　PHP研究所
5. 「がんの統合医療」Donald I.Abrams.MD AndrewT.Weil MD監修
   伊藤壽記　上島悦子監訳　メデイカル・サイエンス・インターナショナル
6. 「相補・代替医療の現況をみる」治療3月増刊号　南山堂
7. 「ハイパーサーミア　がん温熱療法ガイドブック」日本ハイパーサーミア学会編
   毎日健康サロン
8. 「腫瘍温熱療法―オンコサーミア」サース・アンドラーシュ/盛田常夫著　日本評論社
9. 「ヒートショックプロテイン加温健康法」伊藤要子著　法研
10. 「水素ガスでガンは消える!?」赤木純児著　辰巳出版
11. 「腸内細菌が喜ぶ生き方」城谷昌彦著　海竜社
12. 「「がん」はなぜできるのか　そのメカニズムからゲノム医療まで」
    国立がん研究センター研究所編　講談社
13. 「がんが自然に治る生き方」ケリー・ターナー著　プレジデント社
14. 「SLEEP　最高の脳と身体をつくる睡眠の技術」スミス・スティーブンソン著
    ダイアモンド社
15. 「笑いと治癒力」ノーマン・カズンズ著　岩波書店
16. 「最新版 笑いは心と脳の処方せん」昇幹夫著　二見レインボー文庫
17. 「「意識しない」力 うまくいくときは、結局みんな、「自然体」」小林弘幸著　文響社
18. 「直観力を養う坐禅断食」野口法蔵著　七ツ森書館
19. 「新版がん緩和ケア ガイドブック」日本医師会監修　青海社
20. 「がんになったら治る人に変わろう」NPO法人がん患者会　いずみの会　風媒社
21. 「命はそんなにやわじゃない」杉浦貴之著　かんき出版
22. 「無分別智医療の時代へ」天外伺朗著　内外出版社
23. 「ステップトゥーザヘブン」船戸崇史著　岐阜新聞社
24. 「奇蹟の医療上・下」船戸崇史著　よろず医療会ラダック基金発行

参考網站（部分）

①国立がんセンター、がん情報サービス：https://ganjoho.jp/public/index.html
②細胞ががん化する仕組み：
https://ganjoho.jp/public/dia_tre/knowledge/cancerous_change.html
③健康長寿ネット：
https://www.tyojyu.or.jp/net/kenkou-tyoju/eiyou-shippei/yobou-gan-shokuji.html
④点滴療法研究会：https://www.iv-therapy.org/
⑤日本ホリスティック医学協会：http://www.holistic-medicine.or.jp/holistic/
⑥HSPプロジェクト研究所：https://www.youko-itoh-hsp.com/
⑦日本先進医療臨床研究会（JSCSF）：https://jscsf.org/
⑧フナクリ通信：https://funacli.jp/wp/collumn/history.html

不靠奇蹟，癌細胞也能消失

外科醫師用 13 年實證的 5 大抗癌生活習慣

2025 年 9 月 1 日初版第一刷發行

作　　者　船戶崇史
譯　　者　陳姵君
編　　輯　魏紫庭
美術編輯　林佩儀
封面設計　R
發 行 人　若森稔雄
發 行 所　台灣東販股份有限公司
＜地址＞台北市南京東路 4 段 130 號 2F-1
＜電話＞（02）2577-8878
＜傳真＞（02）2577-8896
＜網址＞ https://www.tohan.com.tw
郵撥帳號　1405049-4
法律顧問　蕭雄淋律師
總 經 銷　聯合發行股份有限公司
＜電話＞（02）2917-8022

國家圖書館出版品預行編目(CIP)資料

不靠奇蹟,癌細胞也能消失：外科醫師用13年實證的5大抗癌生活習慣/船戶崇史著；陳姵君譯. -- 初版. -- 臺北市：臺灣東販股份有限公司, 2025.09
236面；14.7×21公分
ISBN 978-626-437-097-4(平裝)

1.CST: 癌症 2.CST: 預防醫學
3.CST: 生活指導

417.8　　114010239